JN204252

医学統計学シリーズ

丹後俊郎＝編集

1

新版

統計学のセンス

デザインする視点・データを見る目

丹後俊郎

［著］

朝倉書店

新版への序

本書は，もともと，1998 年に開催された日本消化器病学会創立 100 周年記念，第 40 回日本消化器病学会大会における「医学統計フォーラム」の基調講演のために作成した「数式のない資料」をベースにしたものであった．それが，医学統計学シリーズのトップバッターとして出版されてから，早くも 20 年目を迎えた．

このわずかな間にも，研究のデザイン，統計解析手法の進展にはめざましいものがあるが，医学研究を適切に遂行するための基本的な「統計学のセンス」には大きな変更があるわけではない．したがって，初版の序にあるように，本書は，目的に応じて適切な調査研究のデザイン（プロトコール）を立て，必要なデータを収集し，統計解析をする，一連のプロセスに必要な「統計学のセンス」を解説し，注意事項をまとめたものである，ことには変わりはない．

最近は，AI（人工知能），ビッグデータの解析への期待が高まっているが，過去の大量の診療記録を整理して，データベース化して，AI を応用する，あるいは，ビッグデータ解析を行えば，何か素晴らしい結果が得られる，と考えるのは，大きな間違いである．経験と知識に基づく思考錯誤の治療行為の結果として得られたデータの整理と，新しい知識の創造をめざす計画的な研究から得られる科学的データとはおのずと質が異なるのである．さらに，過去の診療記録には魔物が住みついていることに注意しなければならない．

新版では，読者の理解をさらに深めることを目的として，解説内容の加筆訂正を行った．具体的には，「randomness — 新しい知識の創造」というタイトルの新しい第 1 章を追加し，randomness の効用について具体例とともに解説を行った．また，筆者がこの 20 年間に経験した，あるいは，社会的に話題になったいくつかの具体的事例を通して，適切な研究につながる「統計学のセンス」の理解の向上を図った．

新版における新たな展開により，世界をリードでき，適切な研究を実施できる研究者の増加につながれば幸いである．最後に，新版にあたりご尽力いただいた朝倉書店編集部の関係者の皆様に心からの御礼を申し上げたい．

2018 年 10 月

丹 後 俊 郎

序

臨床医学，公衆衛生学などの健康科学系の分野では，データをまとめる際になにがしかの検定をしないと落ち着かない研究者が多いのではないだろうか．論文ではあまりにも統計学的検定が氾濫しているように思われる．「計画性がなく，過去の病歴ファイルの中から抽出した素性の知れぬデータにいろいろ検定を適用してようやく見つけた有意差を大事にして論文を書き上げる」という事はいったい何を意味するのだろう．

本書は，目的に応じて適切な調査研究のプロトコールをたて，必要なデータを収集し，統計解析をする，一連のプロセスに必要な統計学のセンスを解説し注意事項をまとめたものである．もちろん，統計学は研究者にとって都合の良い結果をデータから導く魔法ではないし，各種の統計表を作成するための道具というわけでもない．それは動物実験，臨床試験，疫学調査などの研究において，研究目的にふさわしい調査と解析の計画をたて結果を合理的に解釈するための方法論を研究する学問で，欧米では Medical Statistics，Biostatistics という名称で呼ばれている．同じ費用，時間，労力を費やしても，研究方法・解析方法を間違えると全くの無駄になりかねない．特に問題なのは，多くの類似の研究で統計的有意性が再現されたとしても，その調査法（と解析法）が共通して間違っていれば共通に見られた統計的有意性は「みかけ」の可能性が大きい．しかも誰もその誤りに気がつかなければ，これはもはや国家的損失である．著者が経験した事例の中でも「インフルエンザワクチンの有効性に関する論文群」はその一つの典型的な事例である（日本公衆衛生雑誌，Vol.37, p967-978, 1990）．データを見る目を磨き，センスある研究を遂行するためには統計学のセンスは必要不可欠である．

最近では，コンピュータと統計ソフトの進歩と普及により研究者一人一人がパソコン１台以上を駆使して仕事をするようになり，研究者が手計算をすることはほとんどなくなってきたように思われる．したがって，本書でも，手法の「細かい計算法」を解説する努力は放棄し，その代わりに，代表的な雑誌「New England Journal of Medicine」,「American Journal of Epidemiology」などに掲載された論文のなかで使用されている統計手法とそのまとめ方，解釈の仕方を解説することにした．

ただ，そうは言っても，読者の方にもこれだけは知っていてほしい最低限の統計用語と統計量の説明は記述させていただいた．なお，具体的な計算式を知りたい読者は拙著「新版医学への統計学」，宮原・丹後編「医学統計学ハンドブック」などを参照していただきたい．

本書が世界をリードするセンスある研究にいくぶんでも寄与できれば幸いである．

1998 年 9 月

丹 後 俊 郎

目　　次

第I部：基礎編

1.　randomness——新しい知識の創造 ………… 2
1.1　2値の一様乱数 ………… 3
1.2　37個の数値をもつ一様乱数 ………… 4
1.3　1927年，*Random Sampling Numbers* の本が出版される ………… 7
1.3.1　暗　号　化 ………… 7
1.3.2　答えにくい質問（sensitive questions） ………… 9

2.　統計学的推測の意味——無作為化の重要性 ………… 10
2.1　母平均の推定とその信頼区間 ………… 11
2.2　Student の t 検定 ………… 13
2.3　Wilcoxon の順位和検定 ………… 14
2.4　標本の大きさ・例数 ………… 16

3.　研究デザイン——無作為割り付けの重要性 ………… 21
3.1　動 物 実 験 ………… 23
3.2　臨 床 研 究 ………… 25
3.3　臨床試験——無作為化比較試験 ………… 28
3.4　クラスター無作為化試験 ………… 32
3.5　診療記録のデータは怖い ………… 35

3.5.1　Berkson's bias ········· 35
3.5.2　Berkson's bias の謎を解く ········· 37
3.5.3　患者背景の解析は無意味 ········· 39
3.5.4　診療記録は欠陥だらけ？ ········· 39
3.6　再び臨床試験について ········· 42
3.7　リスク評価の疫学研究 ········· 44
3.7.1　代表的な研究方法と比較指標 ········· 45
3.7.2　交絡因子の調整は必須 ········· 48
3.7.3　疫学研究の疫病？ ········· 51
3.7.4　propensity score は有効か ········· 55
3.8　代表的なプロトコールの例 ········· 56
3.9　研究チームに医学統計学者は必須 ········· 59

4.　統計解析以前のデータをみる目 ········· 60
4.1　計量データのまとめ方 ········· 60
4.1.1　特徴をまとめるのに $Mean \pm SD$ で良いか ········· 60
4.1.2　もっとパーセンタイルを利用しよう ········· 63
4.2　2 値データのまとめ方 ········· 64
4.2.1　前向き研究の場合 ········· 64
4.2.2　後ろ向き研究の場合 ········· 67
4.3　Statistical Analysis Section ········· 69

第 II 部：アラカルト編

5.　平均値の比較 ········· 74
5.1　2 群だけの比較 ········· 74
5.2　3 種類以上の群間比較 ········· 75
5.3　多重比較法？ ········· 79
5.4　見かけは一元配置，実は処理因子が 2 種類の二元配置 ········· 79
5.5　薬剤濃度を 3 濃度以上に変えた実験 ········· 80

5.6　調査データの3群以上への分類・比較 …… 81
5.7　経時的繰り返し測定データの解析 …… 86

6.　頻度の比較 …… 102
6.1　2群だけの割合の単純比較 …… 103
6.1.1　独立な2群 …… 103
6.1.2　対応のある（相関のある）2群 …… 103
6.2　順序カテゴリー分類データの2群の単純比較 …… 105
6.3　3群以上の単純比較 …… 107
6.4　3種類以上の薬剤濃度，曝露量などの効果・リスクの評価 …… 108
6.5　一致性と再現性 …… 111

7.　イベント発生までの時間の比較 …… 117
7.1　打ち切りデータ …… 117
7.2　リスク減少率 …… 124
7.3　競合リスク …… 127

8.　付　　録 …… 131
8.1　臨床研究での無作為割り付けの方法 …… 131
8.1.1　単純無作為化法 …… 131
8.1.2　置換ブロック法 …… 132
8.1.3　層別無作為化法 …… 132
8.1.4　最小化法 …… 134
8.2　交絡因子の調整とは？ …… 136
8.2.1　頻度の比較——臨床試験 …… 137
8.2.2　交互作用は調整できる？ …… 139
8.2.3　頻度の比較——調査 …… 139
8.2.4　平均値の比較——疫学調査 …… 141
8.3　非劣性の検証とは？ …… 143
8.4　メタ・アナリシスとは？ …… 144

8.5　データを併合するとは？ ……… 148
8.6　診断検査のカットオフ点の決め方 ……… 149
8.7　統計手法の引用文献 ……… 152

文　献 ……… 155

「統計学のセンス」一覧 ……… 157

略 語 一 覧 ……… 158

索　引 ……… 159

第I部：基礎編

今日では，どんなデータでも統計ソフトに入力すればいろいろな検定・推定の計算が自由に指定できる．この容易さが誤った統計解析を生む大きな原因となっている．データの取得方法の違いによって解析方法と結果の解釈が異なること，また統計解析すること自体ナンセンスであるデータも少なくないことを理解したい．その意味で，第I部では，最小限これだけは知っていてほしいと思われる統計学のセンス，多くの研究者が気がついていないと思われる注意事項などを簡潔にまとめた．したがって，来週学会があるので急いでデータをまとめなければならない，などと，あせっている読者にもぜひ読んでいただきたい．大きな過ちを犯さないためにも，*Walk Don't Run !*

1

randomness——新しい知識の創造

英和辞書で random の意味を調べると「無作為な，任意の，でたらめな，思いつきの，偶然の」，randomness を調べると「無作為さ，でたらめさ」とある．random がついた用語で統計学のテキストに頻繁に出現するのは

英語	日本語
random number	乱数
random sampling	無作為抽出
random allocation	無作為割り付け
randomization	無作為化
randomized controlled trial	無作為化比較試験
random error	偶然誤差

などであろう．「乱数」とは，ある確率分布に従って生じる数値で，一様分布（uniform distribution）に従う乱数を一様乱数（uniform random number），正規分布（normal distribution）に従う乱数を正規乱数，などという．また，「偶然誤差」は，ある分析（測定）を同一条件で繰り返し行ったときに生じる誤差で，正規分布に従うことが知られている．

これらの概念は，統計学の理論の基礎であるばかりでなく，新しい知恵・知識を創造し，人間社会の発展に様々な形で重要な役割を果たしてきている．しかし，そのことは意外と知られていない．そこで，本章では，randomness（無作為性）がいかにヒトに恩恵を与えているか，randomness の世界を少々紐解いてみよう．

1.1 2 値の一様乱数

硬貨を投げて（tossing a coin），裏が出れば「0」，表が出れば「1」と記して，その試行を 1 万回行ってみよう．もちろん，実際に人が硬貨を投げる試行を 1 万回繰り返すことはできないが，コンピュータを利用した統計ソフトを利用すると，簡単にできる．たとえば，その 1 万回試行を 2 回実施し，1 回目，2 回目を A, B として，最初の 20 個の 0, 1 の乱数列を掲載してみると，次のようになる：

A: 0 1 1 0 1 1 1 1 1 0 0 1 0 1 0 0 0 0 1 1 ...
B: 0 0 0 0 0 0 0 0 0 0 0 0 1 0 0 0 0 1 1 1 ...

最初の 20 個の乱数列は，A, B, でまったく異なるが，いずれにしても，次に 0 が出るか 1 が出るかは予測できない．でも，その確率は 1/2 であることには変わりはない．この乱数列の意味するところは，次のようなものである（一部，人間社会の問題と置き換えている）．

- まったく予測不可能！！
- すべてのパターンを含む
- 最初は，どうなるのかは，よくわからない！（なにごとも最初は困難）
- しかし，続けると，真実がみえてくる（辛抱して努力を続けると良いことが起こる）

図 1 はインドのカルカッタにある Bon-Hooghly 病院での，1956 年に観察されたいくつかの月の出産の性別（男児=M，女児=F）の経時的順列の記録である．一方，図 2 は 500 個の白いビーズ（W）と 500 個の黒いビーズ（B）が入った袋から，一つ無作為に取り出し，その色を記録して，袋に戻す，この行為を繰り返して得られた色別（W, B）の経時的順列である．後者は硬貨を投げて，表，あるいは，裏が出る順序列，と同じ偶然のメカニズム（chance mechanism）を表現している．前者は生物学的に（biologically）生成され，後者は人工的に（artificially）生成されたものであるにもかかわらず，この二つのデータのヒス

Table 1. Data on sex of successive children delivered in an Indian hospital observed during certain periods in some months in 1956

January					
	F M M F F	M M M M F	M F M F M	M M F F M	F F M F F
	F M F M M	M M M M F	M M M M M	F F F F M	M F M M M
	M M M M M	M M F M F	M M F F F	M M F M M	F F F M F
	F M F M M	M F M M M	F F M M F	M F F M M	F M F M M
	F F M F M	M F M F F	F M M F F	M F M F F	F M M M F
	F F M F M	F M M M M	M F M F F	M F M F M	M F M M F
	F F F F F	F F F M M	F M M M F	M M M M F	F M F F F
	F M F M M	M M F F F	F M F F F	M M M M M	
February					F F M F F
	F F M M M	F F F F M	F F F M F	F M F F M	F F M F F
	M M M F M	H F M F M	F F M F M	M F M F M	M M F M M
	F M M F F	F M M M F	F F F F M	M M F F F	M M F F M
	M F M F M	F M M M M	F F M M F	F M M F M	F M M F M
	F F				
March					
	M F F	F M M M M	M M M F M	F F F F F	M M M F M
	M F M F F	M F M F F	F F F M M	F M F F M	F M M F M
	M F F F F	F M M F M	F M M F F	M M M M M	M M F F M
	M M F F M	M M M F M	F F M F M		
April				F M F F M	F F M M M
	F F M F M	M F F F M	F M M F F	M F F F M	M F F M F
	F M F M M	M M M F M	M M M M M	F F M M M	F M F M F
	M M F M M	M M F F M	F M M M M	M M M F F	F M M F M
	F M F F M	M F M F F	M M F M F	M F M F M	F F M F M
	F F F F M	F M M M F	F M F F F	M M F F F	M M M F F
	F F M F F	F M M M F	F M F M F	M F M F M	M M F M F
	M F M M F	F M M F F	F M M F M	M M M M M	F M M F F
July					
	F M M M M	F M M M M	F F M F F	F F M M F	F M F M M
	F F F M M	F M F F F	F M F M M	F M F M M	M M M M M
	M F M F F	M M M M M	F M F M M	M F M M F	F M F M F
	M F M M F	F F M M M	M M M F M	M M F F M	M M M F F
	F M F F M	M F M F F	F F F F F	M M M M F	F F F M M
	F F M M M	M M M M F	M M M M F	F M M F F	F F F M M
	F				
October					
	M M M F	F F F M F	F M M F M	M F M M F	M M M M M
	M F M F M	F F F F M	F M F F F	F M F M M	M F F F M
	M F M M F	M M F F F	F F M F F	F M M M M	M F M M F
	F M M F F	M F M M F	F M M F F	M M F F M	F F F M F
	F M M F F	M M F M M	M M M M F	F M F F M	M F F M F
	F F M M F	F F F M F	F F M F F	F F M F M	F F M F F
	M M F M M	F F F M F	M F F M F	M M M F F	F F F F F
	M F M F M	M M F F F	M F F M F	M M F M F	M M M F M
	M F M M F	M M F F F	F F M F M	F F F M M	M F M M M
	M F F F M	M F M F F	M F F F M	M M F F M	M F M M M
	M F M M F	F M M M F	F F M M F	F F F F F	F F F M F
	M M F M M	M F M F F			

図 1 (Rao, 1989)

トグラムを描いてみると極めて類似していることがわかる．つまり，神は硬貨を投げて，男児か女児を決めてくれていると (Rao, 1989)．

1.2 37 個の数値をもつ一様乱数

モナコ公国のモンテカルロには，さまざまなカジノ (賭博施設) があることが知られている．カジノでのテーブルゲームの代表は，37 個の数値 $(0, 1, 2, \ldots, 36)$ からなる一様乱数を作り出してくれる「ルーレット」(図 3) であろう．モンテ

Table 2. Data on colour of successive beads drawn from a bag containing equal numbers of white and black beads.

B W W B W	B W W B B	B B B W B	B B W W B	W W W B B
B W B B B	B B W W B	W B W W W	B B W W W	W W W W B
W W B W W	W B B W B	W W W B B	B B B W W	B W B W W
B W W W W	B B W B B	W W B B W	B W W B B	W B B W B
W B W B W	B W B B W	B B B B W	B B B B B	B B W B W
W B W B B	W B W B B	W B W B W	B W B B B	W W B B B
B W W B B	B W W B W	B W B B W	B W B B B	W B W B W
B B B W W	W W W B W	W B W W W	W W W B B	B B W W B
B B B W W	B W W W B	B B W W W	W W B B W	B B B W W
W W B B W	W W B W B	B B W B W	B W W W W	W B W B W
B W B B B	W W W B W	B W B B B	W B B W W	W B W B B
W B W B W	W W B W B	W W B W W	B W W W B	B B B W B
W W W W B	B B W W W	W W W W W	B B B B W	W W B B W
B W B W B	B B B W W	B W W W W	B W B B W	W B B B B
B B W B B	B B W W W	B W B W W	B W B W W	B B B W B
W W W B W	B W W W W	W W W W B	B B W B W	W W W B B
W W B W B	W W W B B	B B B W W	B W B W W	W W W B W
B B B W B	B W W W B	B W W B B	B B W B W	B B B B B
W W B W B	W B W W W	W B B B W	B B W B B	W B W W B
B W B W B	B B W B B	B B B B B	B B W B W	W W W W B
B W B W B	W W B B B	B B W W B	B W R W B	W W B B B
B W B W B	W W B B B	B B W W B	B W B W B	W W B B B
W W W B W	W B B B B	W W W W B	B W W W B	B B B B B
W B B W W	B B B W B	W W B B B	W W B W W	W W B B B
B B B B W	W B W B B	W W B W W	B B B W W	B W B W W
W W B W B	W B W B W	W B W W B	W B W B W	B B B W W
B W B W B	W W W W W	B W W W B	B B W B W	B W B W W
B B B B W	W B W W B	W W B B W	B W W W W	B B B W B
W B W B B	W B W W W	W W B W B	W W W B B	B B B W W
W B W B B	B B B W W	W B B W W	W B W B W	B W W B B
W B W W W	B B B B W	W B B B W	B W W W W	W B B W B
W B W B B	W B B W W	W W W W W	W B B W B	B B W W B
W B B W W	B B B B B	B W W B B	B W W W B	W B B W W
W W B B W	W W W B B	W W W B W	B B W B W	B W B B W
W B W B W	W B W B W	W B B B B	W B W W W	B W B B W
B W W B B	W B B B B	W W W W B	B W W W W	B W B W W
B W B W B	B W B B W	W B W B W	B W W W W	W B B W B
B B W B W	W B W B B	W W W B B	B W B B B	W B W B W
B B W W W	B W W B W	W W W B B	B B B W W	B W B W W
W W W B W	B B W B B	B W B B W	B W W W W	W W W W W

図 **2**　(Rao, 1989)

カルロで生まれた，乱数に基づくこのゲームは，統計学の発展に大きな貢献をしている．乱数を利用して，複雑な統計理論の検証，あるいは，新しく提案された統計手法の性質の評価，などを行うモンテカルロ・シミュレーション（Monte Carlo simulation）である．1900 年代の初期にルーレットを楽しんでいた統計学者 Karl Pearson は，ルーレットの結果を丹念に記録していたようで，それが，後になって複雑な統計学の問題に対する近似解を導くために，乱数を利用することを思いついた，という話は有名である．

モンテカルロ・シミュレーションの例として，図 4 に示す，ある面積がわかっている正方形（一辺の長さが L）の中に映し出された曲線の内部の面積を計算したい，としよう．この曲線を数理的に表現することは困難である．しかし，水平方向を x 軸，垂直方向を y 軸とし，正方形の四つの頂点に座標 $(0,0)$，$(0,L)$，

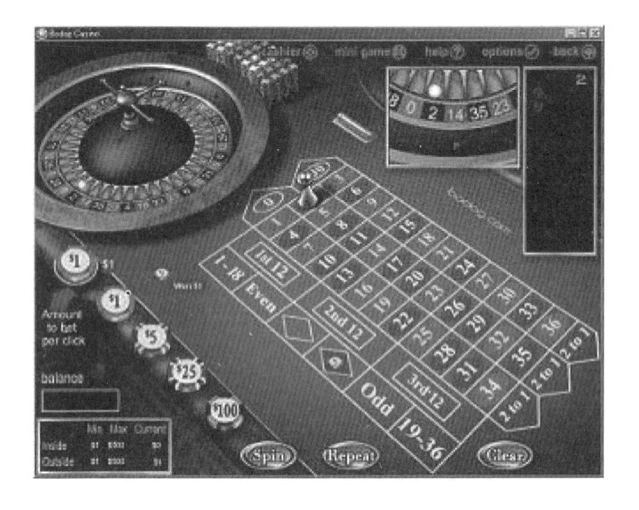

図 3　モンテカルロにおけるカジノゲームのひとつ，ルーレット

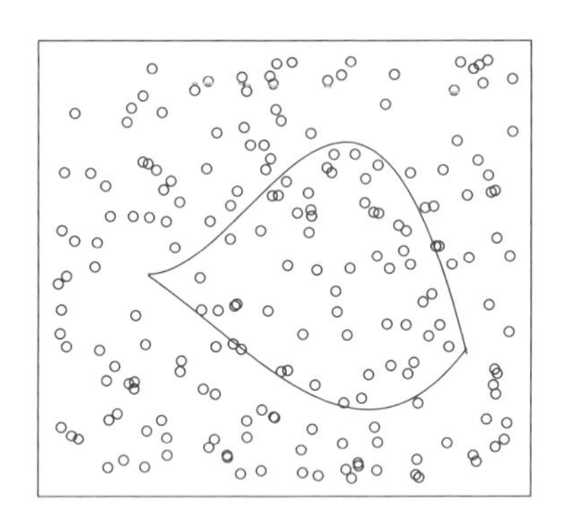

図 4　二次元一様乱数（○）による複雑な曲線に囲まれた面積の推定

$(L,0)$，(L,L) を与える．そこで，範囲 $(0,L)$ の連続な一様乱数のペア (x,y) をたくさんとり，この座標上にプロットしていくと，図 4 のように曲線に囲まれた内部に落ちる乱数の数がカウントできる．つまり，

$$\text{曲線の内部の面積} \approx \frac{\text{曲線の内部に落ちた乱数の数}}{\text{全体の乱数の数}} \cdot L^2 = \frac{r}{n} \cdot L^2$$

であり，乱数の数を大きくしていくことにより，面積は正確に推定できる．

1.3 1927 年，*Random Sampling Numbers* の本が出版される

1927 年, Tippett は Karl Pearson の誘いを受けて, *Random Sampling Numbers* という本を出版した．それは，表 1 に示すように，単に，$0, 1, \ldots, 9$ からなる 10 個の数字の一様乱数を四つずつのセットにして並べたもので，それが 26 ページにわたって掲載されているもので，総数 41,600 個の乱数である．この乱数の本は，様々な実際の困難な問題を解決するために，乱数がいかに有用であり，必要なツールである，ことが認識されるにつれて大反響を呼び，ベストセラーとなったのである．「乱数は 20 世紀の重要な発見の一つである」とまでいわれた．確かに，コンピュータの発展に伴い，乱数は簡単に生成することが可能となり，「理論的には困難な現実問題を簡単に解決するアイデアの宝庫」であろう．それは，統計学的方法にとどまらず，

- 標本調査（sample survey）
- 実験計画（experimental design）
- 無作為化比較試験（randomized controlled trial）
- 暗号化（encryption of messages）
- 答えにくい質問（sensitive questions）
- 人工知能（artificial intelligence）
- 他にもたくさん・・・

など，様々な分野へと飛躍している．いくつか，例を示そう：

1.3.1 暗　号　化

A 君は B さんに “I love you. Marry me” という手紙を送りたい．しかし，B さんの家は厳格で娘に送られてくる手紙はすべて開封されてしまう．そこで，random sequence of letters の利用を考える．文字の乱数列（パスワード）を用意する（二人だけが知っている）：

乱数列の例：*rijqabcglmtfsd*（ときどき変える）

“I love you. Marry me !” の文章にこの順で適当に挿入：

例：i*r* l*ij*o v*qe**a* y*bcg*ou m*l*a*m*r*t*r*f**y* m*s*e*d*

表 1　図書 *Random Sampling Numbers* (Tippett, 1927) の一部

Part of page XIV of Tippett's random sample numbers

1 2 3 4	5 6 7 8	9 10 11 12	13 14 15 16	17 18 19 20	21 22 23 24	25 26 27 28	29 30 31 32
7 8 1 6	6 5 7 2	0 8 0 2	6 3 1 4	0 7 0 2	4 3 6 9	9 7 2 8	0 1 9 8
3 2 0 4	9 2 4 3	4 9 3 5	8 2 0 0	3 6 2 3	4 8 6 9	6 9 3 8	7 4 8 1
2 9 7 6	3 4 1 3	2 8 4 1	4 2 4 1	2 4 2 4	1 9 8 5	9 3 1 3	2 3 2 2
8 3 0 3	9 8 2 2	5 8 8 8	2 4 1 0	1 1 5 8	2 7 2 9	6 4 4 3	2 9 4 3
5 5 5 6	8 5 2 6	6 1 6 6	8 2 3 1	2 4 3 8	8 4 5 5	4 6 1 8	4 4 4 5
2 6 3 5	7 9 0 0	3 3 7 0	9 1 6 0	1 6 2 0	3 8 8 2	7 7 5 7	4 9 5 0
3 2 1 1	4 9 1 9	7 3 0 6	4 9 1 6	7 6 7 7	8 7 3 3	9 9 7 4	6 7 3 2
2 7 4 8	6 1 9 8	7 1 6 4	4 1 4 8	7 0 8 6	2 8 8 8	8 5 1 9	1 6 2 0
7 4 7 7	0 1 1 1	1 6 3 0	2 4 0 4	2 9 7 9	7 9 9 1	9 6 8 3	5 1 2 5
5 3 7 9	7 0 7 6	2 6 9 4	2 9 2 7	4 3 9 9	5 5 1 9	8 1 0 6	8 5 0 1
9 2 6 4	4 6 0 7	2 0 1 2	3 9 2 0	7 7 6 6	3 8 1 7	3 2 5 6	1 6 4 0
5 8 5 8	7 7 6 6	3 1 7 0	0 5 0 0	2 5 9 3	0 5 4 5	5 3 7 0	7 8 1 4
2 8 8 9	6 6 2 8	6 7 5 7	8 2 3 1	1 5 8 9	0 0 6 2	0 0 4 7	3 8 1 5
5 1 3 1	8 1 8 6	3 7 0 9	4 5 2 1	6 6 6 5	5 3 2 5	5 3 8 3	2 7 0 2
9 0 5 5	7 1 9 6	2 1 7 2	3 2 0 7	1 1 1 4	1 3 8 4	4 3 5 9	4 4 8 8
7 9 0 0	5 8 7 0	2 6 0 6	8 8 1 3	5 5 0 9	4 3 2 4	0 0 3 0	4 7 5 0
3 6 9 3	9 2 1 2	0 5 5 7	7 3 6 9	7 1 6 2	9 5 6 8	1 3 1 2	9 4 3 8
0 3 8 0	3 3 3 8	0 1 3 8	4 5 6 0	4 2 0 3	6 1 0 6	3 8 0 6	0 3 4 7
0 2 4 6	4 4 6 9	9 7 1 9	8 3 1 6	1 2 8 5	0 3 5 7	2 3 8 9	2 3 9 0
7 2 6 6	0 0 8 1	6 8 9 7	2 8 5 1	4 6 6 6	0 6 2 0	4 5 9 6	3 4 0 0
9 3 1 2	4 7 7 9	5 7 3 7	8 9 1 8	4 5 5 0	3 9 9 4	5 5 7 3	9 2 2 9
6 1 1 1	6 0 9 8	0 9 6 5	7 3 5 2	6 8 4 7	3 0 3 4	9 9 7 7	3 7 7 0
2 3 1 0	4 4 7 6	9 1 4 8	0 6 7 9	2 6 6 2	2 0 6 2	0 5 2 2	9 2 3 4
9 8 2 6	8 8 5 7	8 6 7 5	6 6 4 2	5 4 7 1	8 8 2 0	4 3 0 8	2 1 0 5
6 7 0 3	8 2 4 8	6 0 6 4	6 9 6 2	0 0 5 3	8 1 8 8	6 4 9 4	4 5 0 9
1 1 1 0	9 4 8 6	6 5 3 3	3 9 5 4	1 9 4 4	1 5 1 6	1 6 8 2	3 4 0 4
9 6 5 1	1 4 5 6	5 6 1 3	0 3 5 7	4 2 4 4	3 3 4 1	9 6 0 5	3 5 6 7
8 3 5 0	5 7 2 8	4 3 3 8	0 8 2 4	7 8 9 9	1 3 0 7	5 8 1 4	8 6 8 8
6 9 8 2	5 1 2 6	7 7 3 6	3 3 8 3	6 2 1 5	3 4 4 1	8 5 7 8	2 2 7 7
6 4 9 0	7 6 4 4	7 0 8 5	8 3 6 1	5 6 6 2	4 1 4 1	9 8 7 7	3 7 4 7
8 5 7 0	2 1 5 0	8 1 4 0	4 3 5 5	5 3 2 1	2 5 4 8	0 2 8 0	7 5 4 3
9 1 6 9	0 4 0 8	4 3 5 3	6 1 2 2	8 9 1 3	9 9 3 0	4 1 6 9	6 0 3 2
2 1 2 7	0 1 6 2	6 1 7 6	4 9 6 9	8 1 8 5	9 3 1 2	8 7 4 8	8 5 7 5
8 0 9 0	9 8 7 2	1 9 6 8	0 2 6 3	0 0 8 1	2 6 6 2	6 8 3 1	3 1 0 6
2 9 5 9	9 0 1 1	1 4 4 8	4 3 4 6	7 0 1 9	8 1 4 8	1 5 5 7	8 4 0 0

つまり，

　　ir lijo vqea ybcgou mlamrtrfy msed

という暗号化（encryption of messages）した文章を送ればよい．B さんはパスワードを利用して簡単に解読できる．

1.3.2　答えにくい質問 (sensitive questions)

某保健所の「HIV 検診」を訪れる男性へのアンケートを作成中であるが

問：　現地の風俗嬢と性的接触をしましたか？

回答：　はい，いいえ

とすると，これって，ハイといえますか？　でも，「ハイ」の割合を知りたい．そこで，乱数を活用して，アンケートを工夫する．

	質問に答える前に，1 枚の硬貨を上に投げてください． 表が出れば質問 Q1 に，裏が出れば質問 Q2 に答えてください．
Q1：	現地の風俗嬢と性的接触をしましたか？
回答：	はい，いいえ
Q2：	自宅の電話番号の最後の一桁は偶数ですか？
回答：	はい，いいえ

これなら，ハイといえるでしょう！このような「答えにくい質問」でも乱数を利用してアンケートを工夫すると，Q1 にハイと答える割合を統計学的に推定できる．

その訳は・・・，まず，知りたい Q1 に「ハイ」と答える未知の確率を p，Q2 に「ハイ」と答える既知の確率を q (ほぼ 1/2) としよう．アンケートを集計して得られた「ハイ」の割合を r/n とすると，Q1, Q2 のいずれかに答える確率は 1/2 であるから，

$$\frac{r}{n} = \frac{1}{2}p + \frac{1}{2}q$$

と計算できる．つまり，未知の確率 p の推定値を $\hat{p}$ とすると，

$$\hat{p} = \frac{2r}{n} - q \ \approx \ \frac{2r}{n} - \frac{1}{2}$$

と推定できることになる．

2

統計学的推測の意味――無作為化の重要性

統計学的推測（statistical inference）の基本的な考え方を，世論調査に代表される各種の実態調査（survey）を例にして解説しよう．

1）調査対象とする（推測結果を適用したい）個体の集まりを定義する．この集団を**母集団**（population，target population）と呼ぶ．

2）母集団は一般には全数調査が困難なので，調査しうる数の個体を**無作為に**（random）抽出する．この個体の集まりを**標本**（sample，study population），データ（data）と呼ぶ．

3）**無作為抽出**（random sampling）の偶然性により生じる**サンプリング誤差**（sampling error）の大きさを基準にして標本から母集団を推測する．

まず，重要なことは，いま手元にある標本が研究対象である母集団の縮図となるように選ばれていなければならないことである（図 5 参照）．言い換えれば，統計学的推測をするからには

> 統計学のセンス **No.1**
>
> **無作為抽出法**
>
> 母集団を構成するすべての個体の選ばれる確率が等しい抽出法

を採用する必要がある．無作為抽出法は調査の種類によって，多段，層別，多段層別サンプリングなどと工夫されているが，抽出した標本から母集団への統計学的推測はまさにこの無作為抽出という，**無作為化**，**確率化**（randomization）による偶然性をベースにしている．統計学的推測の代表例として次の二つを考えよう．

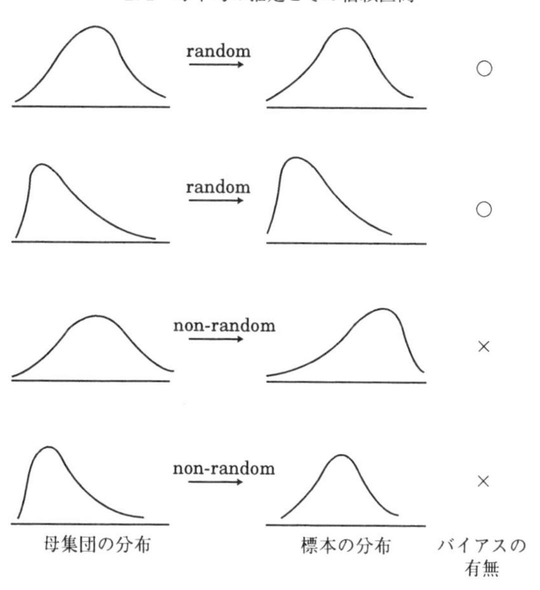

図 5　母集団と標本の関係

2.1　母平均の推定とその信頼区間

無作為抽出で得られた標本の平均値 $\bar{X}$ は母集団の平均（母平均）μ の良い推定値である．なぜなら，その理由のひとつに**不偏性**（unbiasedness）

$$E(\bar{X}) = \mu \quad (\bar{X} \text{ の期待値が } \mu \text{ に一致})$$

があるからである．当然ながら，無作為抽出をしなければ標本平均値の期待値が μ に一致する保証はない．この差

$$B = E(\bar{X}) - \mu$$

をバイアス（bias，偏り）の大きさという[*1]．さて，無作為抽出により推定された平均値は，確率化の偶然性に左右されて変動するもので真の母平均 μ に一

[*1] 無作為化が困難な研究，また，無作為化して抽出しようとしても，無回答，脱落，欠損値などの理由により，実際の統計解析対象標本が無作為抽出標本と異なった場合には，推定値のバイアスの大きさと方向が問題となり，その検討は研究結果を解釈する上で必要不可欠となる．

致することは稀である．したがって，平均値だけを報告しても μ との距離が未知であるためその信憑性は定かではない．ところが，無作為抽出のもう一つの利点として，その変動の大きさが**平均値の標準誤差**（standard error（$S.E.$）of mean）

$$S.E. = \frac{SD}{\sqrt{n}} \quad (n \text{ は標本の大きさ})$$

を単位にして評価できることにある．ここに SD は標準偏差（standard deviation）である．つまり，n が大きくなるにつれて，母集団が平均 μ，分散 σ^2 をもつならば，どんな分布であれ，その平均値は，中心極限定理（central limit theorem）より

$$\bar{X} \sim N(\mu, \sigma^2/n) \quad (\text{平均 } \mu,\ \text{分散 } \sigma^2/n \text{ の正規分布})$$

に近づくので μ の 95% **信頼区間**（confidence interval）は

$$\bar{X} \pm 1.96\, S.E.$$

で計算できるのである．図 6 に平均 $\mu = 100$，標準偏差 $\sigma = 20$ の正規分布（normal distribution）から，$n = 20$ の標本を独立に 100 回繰り返し抽出したコンピュータシミュレーションの様子（それぞれの 95% 信頼区間と平均値 $\bar{X}$ を結んだ図）を示した．この例では，計算された 100 個の 95%信頼区間に真値 μ が含まれていた割合は理論値に近い 94%であった．逆にいえば，いい加減な標本抽出に基づく標本から計算された平均値，信頼区間が何を意味するのかはまったく不明である．

統計学のセンス No.2

95% 信頼区間とは

無作為抽出を繰り返し行って 95% 信頼区間を計算したとき，100 回に 95 回くらいは真の平均値 μ を含んでいる範囲である．いま計算された 95% 信頼区間に真の平均値 μ を含む確率が 95% という意味ではない．

その確率は 1（含んでいる）か 0（含んでいない）かのどちらかである．

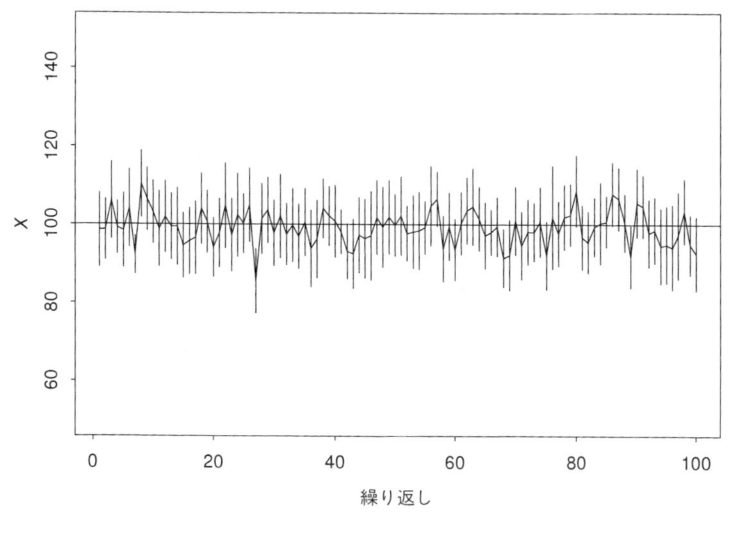

図 6 100 個の 95%信頼区間

2.2 Student の t 検定

次に，2 標本の平均値の差の検定仮説

$$\text{帰無仮説} \quad H_0 : \mu_{\mathrm{A}} = \mu_{\mathrm{B}}$$

$$\text{対立仮説} \quad H_1 : \mu_{\mathrm{A}} \neq \mu_{\mathrm{B}}$$

に対する検定として有名な Student の t 検定統計量

$$T = \frac{\bar{X}_{\mathrm{A}} - \bar{X}_{\mathrm{B}}}{\sqrt{(\frac{1}{n_{\mathrm{A}}} + \frac{1}{n_{\mathrm{B}}})\hat{\sigma}^2}} \tag{2.1}$$

を考えよう[*2)]．それは，母平均の差

$$\delta = \mu_{\mathrm{A}} - \mu_{\mathrm{B}}$$

*2) 二つの母集団が同じ分散 σ^2 をもつ正規母集団を仮定していることに注意しよう．$\hat{\sigma}^2$ はその不偏推定量である．

の不偏推定量（unbiased estimator）

$$\hat{\delta} = \bar{X}_A - \bar{X}_B$$

を，無作為抽出による偶然変動であるサンプリング誤差の大きさ

$$S.E.(\hat{\delta}) = \sqrt{\left(\frac{1}{n_A} + \frac{1}{n_B}\right)\hat{\sigma}^2}$$

で基準化したものである．この誤差を平均値の差の標準誤差と呼ぶ．統計学的検定とは，無作為抽出された標本から偏りなく推定された差が，真に差がない状況（帰無仮説）で観測される偶然変動の大きさより大きいか否かを判定するものである．つまり，

統計学のセンス No.3

統計学的検定とは

観測された「差」が偶然変動の大きさと比べて，偶然にしては稀にしか起こらないような大きなものであるならば，それは「差がある」から起こったと推論する方法である．この稀にしか起こらないような「起こりにくさ」の確率を ***p*** 値（*p*-value）と呼ぶ．

したがって，無作為性が含まれてなく，明らかに偏った標本抽出のやり方だ！と判断できる標本からは偏った推定値しか得られず，したがってこのような標本に対する統計学的推測はナンセンス[*3)]であることを理解されたい．

2.3 Wilcoxon の順位和検定

前節の 2 標本の平均値の差の t 検定は，図 7 (a) に示すようなデータの分布

1）それぞれ平均値 μ_A, μ_B を中心として左右対称な正規分布をする，

2）等分散 $\sigma_A = \sigma_B$ が成立する，

---

*3) 質の悪いデータの統計解析は，レベルの低い journal でいたずらに研究論文数を増加させるだけで有益な知識の増加は見込まれない．このような研究は，それに要した人的かつ物的費用からいっても社会的損失は大である．

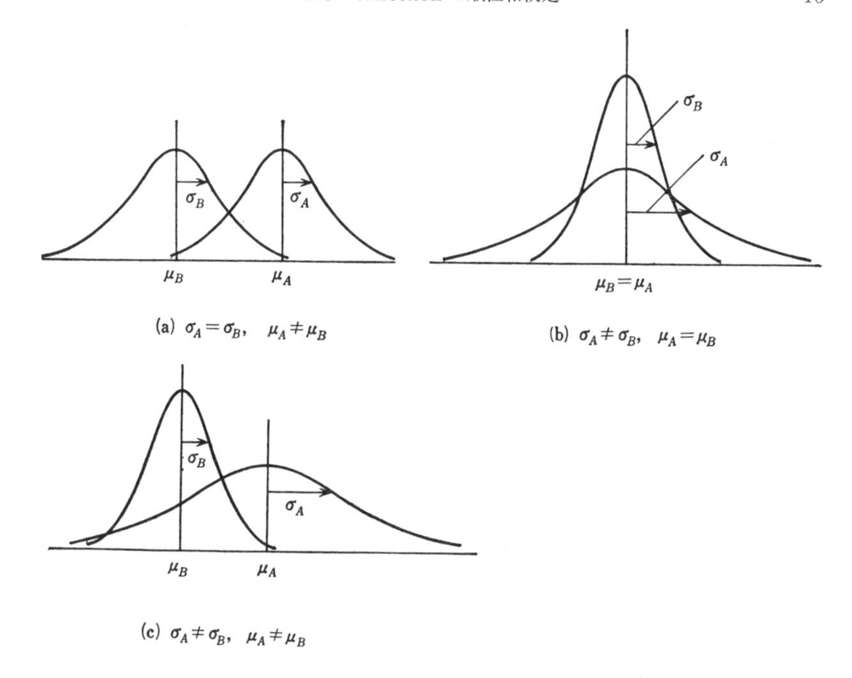

図 7 二つの正規母集団 $N(\mu_{\mathrm{A}},\sigma_{\mathrm{A}}^2)$, $N(\mu_{\mathrm{B}},\sigma_{\mathrm{B}}^2)$ の‘差’の三つの場合

を仮定した方法である．したがって，図 7 (b), (c) のような分布状況で適用するとその結果は信頼できない．さらに，調査から得られるデータ，臨床データなどは個体差を反映して高値に裾を引く非対称な分布を示すことが多く，属性の異なった群間でデータのバラツキが等しいと仮定する根拠も乏しい．したがって，データの構造を詳細に検討するような場合を除けば，

1）データの順位（rank）だけを利用するので，どんな分布型にも適用できるノンパラメトリック検定（nonparametric test）を使用する，または，
2）対数変換などの変数変換で正規分布に近づけて t 検定のようなパラメトリック検定（parametric test）を使用する

のが無難である．t 検定に対するノンパラメトリック検定として Wilcoxon の順位和検定[*4]（Wilcoxon rank sum test）が推薦できる．

[*4] Mann–Whitney U-test と同じである．

統計学のセンス No.4

ノンパラメトリック検定

Wilcoxon の順位和検定を積極的に利用しよう．

ただし，次節で述べるように，研究の計画段階で必要な標本の大きさを見積もる場合には平均値，標準偏差を計算するパラメトリック検定を利用しなければならない．

2.4 標本の大きさ・例数

母集団特性に関する統計学的推測では，まず標本抽出の無作為化が重要であることはすでにのべたところであるが，それとともに，意外に忘れられているのは「標本の大きさ（sample size）n」をどのくらいに設定すべきかという問題である．特に，臨床研究ではとりあえず 20 症例程度で検討したり，各種の調査では 100 例くらいとか，200 例くらいなどと予算の範囲で調査してみようという傾向が強いようである．予備調査でない限り，これでは残念ながらせっかく実施した調査研究が無駄に終わる確率が大きい！時間とお金の無駄である！

一般に標本の大きさを決める目的としては主に次の 2 種類が考えられる．

1）推定精度を確保したい，

2）検定，たとえば，「新しい治療法が既存の治療法に比べて効果がある」仮説を統計学的に検定したい．

1）の問題が生じるのは，「スギ花粉症の有症率調査」のように主に実態調査を実施する場合で，調査対象集団である母集団の推定したいパラメータ θ の推定精度を事前に定めた精度 ϕ 以内に保ちたい，つまり標準誤差 $S.E.(\hat{\theta})$ が

$$S.E.(\hat{\theta}) \leq \phi$$

を満足する最小の標本の大きさを求める問題である．

一方，2）の「検定に必要な標本の大きさを決定する」という問題は，検定結果を合理的に解釈するための必要不可欠な要素である．たとえば，C 型肝炎に対する 2 種類の治療法の有効性を，ALT（GPT）の低下度で比較する臨床試験

で考えてみよう．単に「効果がある」といっても効果の程度は様々である．統計学的に検定するためには，

- それぞれの治療法による ALT の平均的な低下度 μ_A，μ_B の間に「臨床的に意味のある最小の差，つまり，効果の大きさ d」を事前に設定して，$\delta = \mu_A - \mu_B \geq d$ でなければ新しい治療法 A は既存治療 B に比べて臨床的価値がないと考える．
- 低下度の個体差の大きさ，標準偏差 σ，を推定しておく．なぜなら，個体差が小さければ少ない標本で「差」が見極められるのに，個体差が大きいと差があるのかないのかなかなかわからず，多くの標本が必要となるからである．

このように設定しておくと，

1) **有意水準**（significance level）α：（真に差がないのに誤って差があると判定してしまう確率）
2) **検出力**（power）$1-\beta$：（真に差がある場合にそれを正しく検出できる確率）

を適当に設定することによって（たとえば，$\alpha = 5\%$，$1-\beta = 80\%$），この差 d を検出するのに必要な**最小の標本の大きさ**が計算できるのである．この効果の大きさを事前に定量化する努力をしないで適当に例数を設定してしまうと，「有意でない」という結果が得られた場合，「真に差がない」のか「例数が少なくて有意差が出なかった」のかが区別できなくなってしまう．逆に，事前に必要な例数を見積もった結果，有意でなければ残念ながら差がなかったと判定できるのである．**医学的に意味のある効果の大きさ**（effect size）**を議論することなく統計学的検定の有意差にすり替えている風潮は問題である．**

したがって，統計学的検定がその重要な核となる医学研究では，

統計学のセンス No.5

標本の大きさの見積もり

事前に医学的に意味のある効果の大きさを慎重に決定する

ことが必要不可欠となる．ここで，注意したいのは，各群に必要な標本の大きさは「等しくする」ことが検出力を高めるために重要である．よく見かけるこ

表 2　2 群の標本の大きさの違いと T 値との関係
($n = 40, \bar{X}_A - \bar{X}_B = 10, \hat{\sigma} = 15$)

n_A	n_B	T^*	p-value (two-tailed)
2	38	0.919	0.364
5	35	1.394	0.171
10	30	1.826	0.085
15	25	2.041	0.048
20	20	2.108	0.041

*: 自由度 38 の t 分布の両側検定，有意水準 5% の棄却域は $(1.96, \infty)$

とであるが，ある薬剤の効果を動物実験で評価する場合，対称群に 5 匹，実験群に 10 匹ずつ，などと対称群の動物を少なめにする傾向が強いがこれは決して賢明な方法ではない．こうすると実験者の意図（実験群の例数を多くすることは薬剤の効果をよく観察できると考えている）に反して，薬剤の効果を検出しにくくなってしまう，つまり，検出力が低くなるのである．

たとえば，式 (2.1) の Student の t 検定統計量 T を書き換えると

$$T = \frac{\bar{X}_A - \bar{X}_B}{\hat{\sigma}} \times \sqrt{\frac{n_A n_B}{n_A + n_B}}$$

となる．ここで平均値 $\bar{X}_A, \bar{X}_B$，共通分散 $\hat{\sigma}^2$ が一定とすると，表 2 に示したように，総数 $n(= n_A + n_B)$ 一定の下で n_A, n_B の相対的大きさで T の値が大きく変化する．それが最大値をとるのは $n_A = n_B = n/2$ となることが簡単な計算から導かれるのである．

したがって，

統計学のセンス No.6

比較する群の標本の大きさを等しくする

ことは科学者には必要なセンスである．

最後に，標本の大きさの見積もりの例として，平均値の比較の例と頻度の比較の例をそれぞれひとつずつ紹介しよう．

1）平均値の比較の例

冠動脈アテローム性硬化の抑制を目的としたプラバスタチン多施設共

同定量的血管造影試験である．冠動脈径をエンドポイント (endpoint) としたプラセボ対照二重盲検平行群間比較試験である．

a) エンドポイントは平均冠動脈血管径

b) プラセボ群での平均冠動脈径の進展率は 0.2 mm 縮小（SD = 0.34 mm）すると推定

c) プラバスタチン投与で 50%の治療効果を期待する，すなわち進展率は 0.1mm 縮小と期待される．

d) 有意水準両側 5%，検出力 80%

と仮定すると，次のように計算できる．

e) まず，標準正規分布の上側 2.5% 点，20% 点を求めると，それぞれ，1.96, 0.84,

f) 効果の大きさ（effect size）は $0.2 - 0.1 = 0.1$(mm),

以上より，各群に必要な標本の大きさ n は

$$n = 2\ (1.96 + 0.84)^2 \left(\frac{0.34}{0.1}\right)^2 = 181.3$$

となり，各群 181 例必要となる．

2) 頻度の比較の例

ベロ毒素産生性大腸菌による胃腸炎が確認された小児を対象に，溶血性尿毒症症候群（HUS）の発症予防を目的とした，経口薬剤 Synsorb-Pk の効果を検証するプラセボ対照二重盲検平行群間比較臨床試験である．

a) エンドポイントは HUS 発生率

b) プラセボ群での HUS 発生率は 20% と推定

c) Synsorb-Pk 投与で推定される効果の大きさは「HUS 発生率の 50% 減少」

d) 有意水準両側 5%，検出力 80%

e) 脱落率を 15% と想定

と仮定すると，次のように計算できる：

f) まず，効果の大きさ（effect size）は $0.2 - 0.1 = 0.1$(%),

g) それぞれの治療群の HUS 発生率の平均は $(0.2 + 0.1)/2 = 0.15$,

以上より，脱落率を考慮しない場合の標本の大きさは，

$$n = 2\,(1.96 + 0.84)^2\,\frac{0.15(1-0.15)}{0.1^2} = 199.9$$

となる．したがって，基準 e) から $200/0.85 = 235$ 例，合計 470 例必要となる．なお，これらの標本の大きさの計算の詳細については，古川・丹後 (2013)，丹後 (2018) などを参照してほしい．

3

研究デザイン——無作為割り付けの重要性

「医学研究のすべては比較するところから始まる」といっても過言ではないだろう．ただ，比較してもしょうがないもの，比較しようがないものもあるはずで，むやみに比較することは慎みたいものである．たとえば，思いつくまま列挙すると，

1）脳血管疾患死亡率を二つの地域 A, B で比較したところ，地域 A が有意に高率であった．その原因を探るために疫学調査を開始する．

2）ある河川の近くに住む住民の健康調査をしたところ，稀にしか発生しない疾患が全国と比較して有意に高率であった．その原因を探る疫学調査に乗り出す．

3）ある化学物質の毒性を評価するための用量比較の動物実験を行う．

4）2 種類の治療法（薬剤）の効果を比較する臨床試験を行う．

5）糖尿病境界型患者に対する新しい栄養教育法の評価をするため，従来法との比較試験を実施する．

6）放射線被曝の健康影響を検討するために，原子力発電所とその関連施設の従業員を対象とした大規模な追跡調査を実施する．

7）大気汚染の健康影響を検討するのに，曝露の程度の小さい地域と大きい地域をいくつか選んで，現在の健康被害の割合を比較する横断調査を実施する．

8）鉄欠乏性貧血（iron-deficiency anemia）に関する様々な検査診断の比較をすべく，鉄欠乏性貧血の診断に関する論文を MEDLINE を用いて検索する．

9) メタボリックシンドローム患者を対象としたライフスタイル改善プログラムの有効性を評価するために，現在までに公表されている無作為化臨床試験を MEDLINE を用いて検索する．

10) ある多遺伝子疾患の疾患関連遺伝子を検討するために，患者と健常者の一塩基多型のゲノム（オミクス）データベースを利用する．

となる．最初の二つは，まず，ある現象の程度を実態調査で「統計学的に比較」して，その結果何か普通でないことを検出・確認してからその原因調査に乗り出す場合で，一次スクリーニングに「統計学的推測」を利用する場合である．

3 番目以降の比較はすべてある作用因子の「**効果**（effect，efficacy）」，または，「**リスク**（risk）」の評価に関連しているが

- 3）～ 5）は**実験的研究**（experimental study）
- 6）～ 7）は**観察的研究**（observational study）
- 8）～ 9）はメタ・アナリシス（meta-analysis）研究
- 10）は観察的研究ではあるが，最近のバイオ技術の進展により，生体由来の組織，細胞を分子レベルでとらえたデータベース（ビッグデータ）に基づく分子データ解析研究

と分類できる．ここでは，評価したい因子を積極的に割り付けることができるものを「実験」，そうでないものを「観察」と区別する．したがって，観察的研究ではその因子をもつ集団ともたない集団を比較することになる．

前章では，母集団の縮図としての標本をとるにあたり，「無作為抽出」という抽出確率がどの個体も同じとなる無作為化の手続きの重要性を解説した．「比較」を基本とする医学研究においては，後の 3.5 節でのべるように，地域特性を調査する研究を除いては，標本の無作為抽出は一般に不可能で，それにより，「作用因子の**無作為割り付け**（random assignment）」という無作為化の手続きが重要となる．それは

1) 評価したい因子以外の結果に影響を及ぼす潜在的な**交絡因子**（confounding factor，confounders）の影響を少なくし，

2) 比較する群のデータのバラツキをほぼ等しくする，

という重要な役目がある．これは統計解析を非常に簡単にし，結果の解釈を単純明瞭にさせる．したがって，これが可能か否かでその研究結果の信憑性，デー

タの解析方法，解釈のしかたが大きく異なるのである．それでは，研究の種類別に無作為割り付けの役割とその重要性を解説していこう．

3.1 動 物 実 験

ここではラットに2種類の薬剤 A, B を投与し，3時間後の反応を観察して比較する動物実験を考えてみよう．使用するラットはそれぞれ10匹ずつである．以下は実験状況の記録である．

1) まず，薬剤 A の実験を最初に実施する計画を立てた．実際に実施した日はどんよりとした曇り空の極めて寒い日で，実験者の体調もすぐれなかったが変更するわけにいかず，室内の温度を高めに設定して窓を締め切って行った．その際，実験に使用したラットは，薬剤 B を投与する予定のもう一方の群のラットに比較すると，体重の重いものが多かったが気にしなかった．
2) 薬剤 B の実験を行った日は快晴で暖かい日であったので，窓を全開して行った．体調も良かったので実験に要した時間も前回の実験よりも短時間で終了した．この原因としては実験に対する慣れもあるかもしれない．
3) 両群の実験結果のデータを Student の両側 t 検定で検定したところ有意に薬剤 B の反応効果が高かったので薬剤 B は A に比較してより効果の大きいものであると結論した．

さてこの種の実験では，

> **統計学のセンス No.7**
>
> データを見る目
>
> 観察された反応の差が薬剤だけの効果を表しているだろうか？

という疑問に明快に解答できなけらばならない．しかし，この実験ではあまりにも実験環境が違っている．

- 実験者の体調の違い
- 実験順序の違い（時間的要素）
- 天候の違い（温度，湿度，光）

• 体重の違い（個体差）

これでは，観察された差が薬剤の効果を表しているという結論ははなはだ疑問である．少なくとも，「実験者の技能，光，熱，湿度」などの因子は，反応に影響を与える最も基本的な攪乱因子，潜在的な交絡因子であることは多くの種類の実験で知られているわけで，これらの因子が異なる実験環境で測定された実験結果はもはや比較できないのである．さらに，動物，ヒトという生体を対象にする場合はさらに，「時間（日内変動・日間変動），個体差」などの因子が加わる．したがって，実験では処理以外に結果に影響するかもしれない因子を事前に検討し，

統計学のセンス No.8

実験デザイン

同一環境に制御できるものは設定する（光，熱，湿度など），できないものは処理を無作為に割り付ける（時間，個体差，など）

ことが重要となる．つまり無作為割り付けによって，制御不可能な要因の影響を「確率的に均一化」して実験誤差（偶然変動）の中に組み入れることができるのである．特に重要な点として強調したいことは，「現在の知識ではわからない未知の因子までも誤差に組み込める」点が素晴らしい！ということである．こうすることにより，

統計学のセンス No.9

比較可能性，内的妥当性

処理群 A と処理群 B との差が処理 A, B の他には偶然だけでしかない

という比較可能性 (comparability)，あるいは，内的妥当性 (internal validity) を保つことができる．この方法が，Fisher によって提唱された実験計画法 (design of experiment) であり，そのための統計手法が分散分析*1) (analysis of variance) である．

いまの実験の例でいえば，次のようにすればよいだろう．

1) 実験室の環境（光，温度，湿度）は一定にする（⇒ 差は生じない）．

*1) Student の t 検定は 2 群の一元配置分散分析，Student の対応のある t 検定は 2 群の二元配置分散分析と同じである

2) 実験は体調が同一コンディションのときに行う（⇒ 差は無視できる）.

3) 各ラットにどの薬剤を投与するかは無作為割り付けを行う．体重の違いが実験結果に大きく影響を与える場合には，体重でいくつかのブロックに分類しその中で処理の無作為割り付けを行う（⇒ 個体差は偶然変動へ転化される）.

4) 実験順序も無作為化を行う（⇒ 実験順序の差は偶然変動へ転化される）.

無駄な実験が多いこの世の中，実験計画法*2)を勉強してセンスある実験者になろうではないか？

3.2 臨 床 研 究

ヒトを対象とした臨床研究では，次節でのべるように，病院に来院する患者（標本）の母集団からの偏りの問題がつきまとうが，ここではまず，前節と同様の「比較上」の問題に絞って議論しよう.

図 8 は，ある医学雑誌から抜粋したもので，2 種類の処理群 A, B に対する反応の比較を，ある同一疾患の患者の検体を用いて行った結果である．実験の興味は反応の平均値である．一見すると 2 群間に差がありそうである．事実，2 標本の Wilcoxon rank sum test で計算した結果は有意差があった．しかし，その論文の Materials and Methods には「処理の割り付け」に関する記載がまったくないのである．これでは信用できないではないか！なぜなら，

> **統計学のセンス No.10**
>
> **患者特性間の相関に注意**
>
> ある処理に対する生体反応 Y はその生体の特性 $(X_1, X_2, \ldots)$ によって大きく変化してしまう

ことが多いからである．しかも，患者を対象にする場合，同一疾患といえども homogeneous な集団ではなく病気の状態が大きく異なる heterogeneous な集団である．たとえば，

---

*2) たとえば拙著「医学への統計学 第 3 版，2013」（第 8 章，実験計画法），三輪 (2015) などを参照されたい.

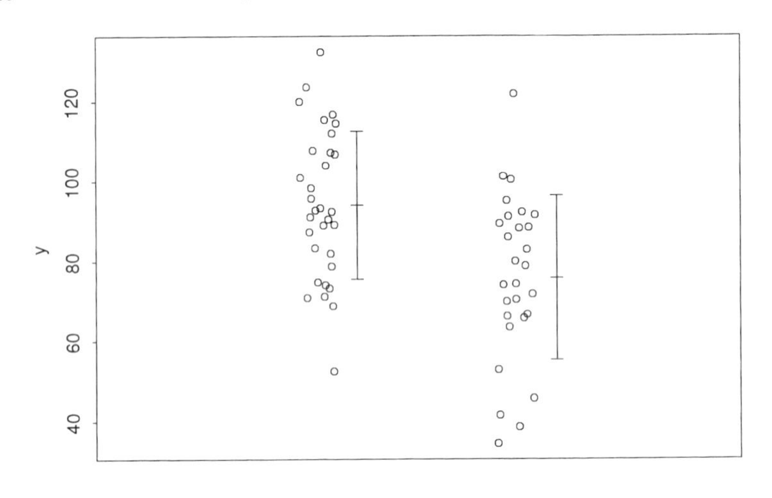

図 8　ある医学論文に掲載された 2 群比較

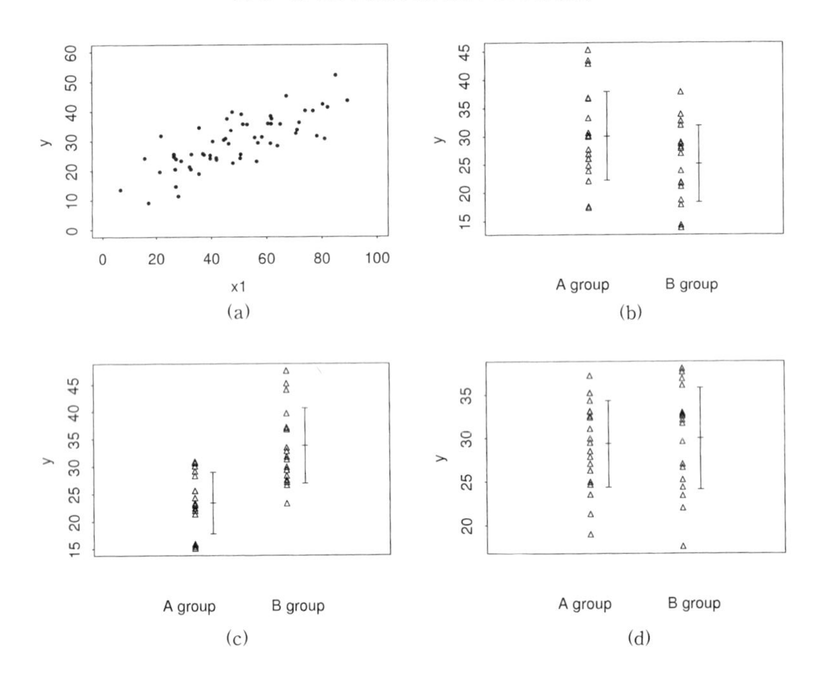

図 9　交絡因子の影響

- 真の処理効果の差はなく，
- 図 9 (a) に示すように反応 Y と特性 X_1 との間に正の相関がある（つまり，特性 X_1 の値がもともと高い個体は処理の反応も高くなる傾向がある）

状況を考えてみよう．この場合，

1）特性 X_1 の値の高い患者が A 群に多ければ図 8 に類似した図 9 (b) の結果が出る，

2）逆に，B 群に多ければ，図 9 (c) の反対の結果が出てしまう，

という特性 X_1 に交絡（confound）した見かけの差（bias）が生じてしまうのである．X_1 が観測不可能であれば，どちらが真実かは神様だけがご存じであろう．この見かけの差，つまり，交絡因子（confounding factor）によって生じたバイアスを**交絡因子によるバイアス**（confounding bias）と呼ぶ．さて，いまの研究で，

統計学のセンス No.11

無作為割り付け

無作為に割り付けを行えば，特性 X_1 の値の大きい個体と小さい個体の割合が 2 群間で（他のすべての特性値も！）確率的にバランスされ，一方の群に高い個体が多く集まるという可能性は小さくなり，真に処理差がなければ，正しい図 9 (d) の結果が期待され，(b), (c) に示すような見かけの結果が起こる確率は有意性検定の有意水準以下に制御できる

のである．もっとも，無作為化は各群の特性を均一にする「可能性が大」なのであって「必ず保証するものではない」．したがって，時にはいくつかの因子に関してバランスが保てないことも起こりえる．特に標本の大きさが少数の場合には偏りを生ずる確率も高くなる．したがって，重要な（観測結果に影響を与える）背景因子に偏りがみられた場合には解析で調整する必要がある．この方法として

1）反応が計量値であれば，**共分散分析**[*3)]（analysis of covariance）

2）反応が 2 値であれば，**ロジスティック回帰分析**（logistic regression anal-

---

*3）実験計画法のための分散分析（analysis of variance）と混同しないように．

ysis)，**Mantel–Haenszel の方法**

などを適用する．しかし，解析で事後的に調整することには限界があるので，事前にいくつかの因子が結果に影響を与えることがわかっている場合には，その因子を二〜三のカテゴリーに分けて，それぞれのカテゴリーの中で割り付けを無作為化する

統計学のセンス No.12

層別無作為化法（stratified randomization）の実施

を行う．また，重大な影響を与える可能性がある予後因子を事前に明確に特定できる場合には，層別無作為化に代わって予後因子の分布の偏りを強制的に最小化する割り付け法として

統計学のセンス No.13

最小化法（minimization）を実施する

ことが多い．これは患者が試験に登録されるごとに，交絡因子の分布の偏り状況を判断して行う逐次操作が必要でありコンピュータの利用が必須である．

3.3　臨床試験——無作為化比較試験

だれしも，乱数で自分の運命が左右されたのではたまったものではないと感じるであろう．その患者に有効なはずの（担当医師が経験的にそう思っているだけにすぎない）治療を受ける機会が奪われるといって，無作為化比較試験（RCT, randomized controlled trial）は倫理上問題があり，実施できないと主張する臨床医が少なくない．一方で，ある治療法を2〜3人の患者に実施して成績が続けて良かったりすると，その治療法が良いと思い込んでしまう主観的判断が問題である．そこで，図10をみてみよう．統計ソフトS–PLUSを利用して500個の0, 1の乱数列を表示したものである．それぞれの生起確率は等確率（$= 1/2$）である．確かに，500個の中で0は251個，1は249個，とそれぞれ約半数出現している．ところが，Xで示した10個の数列では0が8回現れている，またYで示したところは逆に1が8回連続している．つまり，2回に1回の

```
> b<-runif(500)
> round(b)
  [1] 1 0 0 0 0 1 1 0 1 1 1 1 0 1 0 0 1 0 1 0 1 1 0 0 0 0 0 0 1 1 0 0 0 1 0 1 1
 [38] 1 1 0 1 1 0 0 1 1 1 1 0 1 0 1 1 0 0 0 0 0 0 1 0 1 1 0 1 0 1 1 0 0 1 1 0 1
 [75] 0 0 1 1 0 1 1 1 0 0 1 1 0 0 1 0 0 0 0 0 1 0 0 1 0 1 0 1 0 0 0 0 0 1 0 1 0
[112] 1 0 0 1 1 1 0 0 0 0 0 1 0 1 1 0 0 1 0 1 1 1 0 1 0 0 0 0 1 0 1 1 0 0 1 0 1
[149] 0 1 1 1 0 0 1 0 0 0 1 0 0 1 0 0 1 1 0 0 1 1 0 1 1 0 1 0 1 1 1 1 1 0 1 1 0
[186] 0 1 1 1 0 1 1 1 1 1 0 0 1 0 1 1 0 1 1 1 0 1 1 0 0 0 0 1 1 1 1 1 0 0 1 1 0
[223] 0 1 0 0 1 1 1 0 1 0 1 1 1 0 1 0 0 1 0 0 0 0 1 0 0 0 0 0 0 1 0 0 1 0 0 0 1
[260] 1 0 1 0 1 1 0 0 0 0 1 0 0 1 0 1 1 1 1 1 1 0 1 0 1 0 1 1 1 1 1 1 1 1 0 0 1
[297] 0 1 0 1 0 1 0 1 1 1 0 1 1 0 1 0 0 0 0 1 0 0 0 0 0 1 1 0 0 1 0 0 0 1 0 0 0
[334] 1 0 0 0 1 0 1 0 1 0 0 1 1 1 0 1 0 0 1 1 1 0 0 0 1 1 0 0 0 1 0 0 1 0 1 1 0
[371] 1 0 1 0 1 0 1 1 0 0 0 0 1 0 1 1 1 0 0 0 1 1 1 0 1 1 1 1 1 0 1 0 0 0 0 0 1
[408] 1 1 1 0 0 0 0 1 1 1 1 0 1 1 0 1 1 1 1 0 0 1 1 1 0 1 0 0 0 1 0 0 1 1 1 0 0
[445] 0 1 0 0 0 0 1 0 0 1 1 0 1 1 1 0 1 0 1 0 0 1 1 1 0 0 1 0 1 0 0 1 0 0 1 1 0
[482] 1 0 1 0 0 1 1 1 1 1 1 1 0 1 1 1 0 0 1
> a<-hist(b,breaks=c(0,0.5,1),plot=F)
> a$count
[1] 251 249
>
```


図 10 統計ソフト S–PLUS により生成された 0–1 乱数列 500 個

出現が期待される事象であっても，一方が何度も連続して出現することがよくあることを示している．つまり臨床医の経験がこの乱数列のどの局面に遭遇していたかで，治療法に対する「思い」が大きく変化してしまうのである．

そもそも，「治療法が効く，薬が効く」ということは必ずしも「病気が治る」という意味ではないし，また，すべての患者に一様に効くというわけでもない．同じ薬剤を同じ用法用量で投与されたすべての患者が同じように反応することは極めて稀である．多くの場合は早期に改善傾向を示す患者もいれば，症状は変わらずついには残念ながら悪化してしまう患者もいる，というように反応は患者によって様々である．また，どの患者がどちらの方向に反応するかは事前には予測が難しく，投与後の観察でしかわからないという「予測不可能な個人差」が存在する．つまり，反応にバラツキがあることが薬の効果の解釈を難しくする要因であるが，正しく解釈する上で重要な視点となる．

したがって，複数の患者に投与すると，反応が数値（高い値ほど強い改善傾向を示す）で表現できれば，反応の分布（ヒストグラム）が観察される．たとえば 200 人を 100 人ずつの 2 群に無作為に分け，一方の群にはある新薬を投与し，他方にはプラセボ（偽薬）を投与して，その効果を比較観察すると，新薬投与群とプラセボ群とも個人差による反応の分布が観察される．薬剤の効果がまったくなければ，二つの分布はほぼ重なる．もし，新薬の効果があれば，投与群の分布はプラセボ群の分布より高値へずれることになるだろう．このずれ(平均値の差）が大きければ大きいほど「効果が大きい」ということになる．しかし，新薬の効果が大きくても二つの分布が完全に分離されることは稀であり，重なる部分が生じる．つまり，新薬を投与された患者より，改善傾向が大きいプラセボ群の患者が存在するのである．したがって，「平均的な分布のズレの大きさ」が「臨床的かつ統計学的に有意な大きさ」である場合に「薬が効く」と判断されるのであって，投与した群の患者すべてが改善することを決して意味しない．これが無作為化比較試験であり「新しい治療法の効果を評価するためにヒトに施される実験」といえる．

たとえば，インフルエンザの特効薬といわれて久しいタミフル（リン酸オセルタミビル）の，国内において実施されたインフルエンザ感染症患者を対象とした無作為化比較試験（二重盲検）の成績を紹介しよう．プラセボを対照とした第 III 相臨床試験の 5 日間投与における主要評価項目であるインフルエンザ罹病期間（すべての症状が改善するまでの時間）の有効性は次のようなものであった．タミフルを投与された群（122 例）の罹病期間の平均値は 70.0 時間（95% 信頼区間：53.8〜85.9 時間）であり，プラセボ群（130 例）のそれは 93.3 時間（95% 信頼区間：73.2〜106.2 時間）である．つまり，タミフルを投与することにより，投与しなかった場合の罹病期間を平均して約 1 日短縮してくれる効果，言い換えれば，それだけの効果しかない，ともいえる．罹病期間以外にも，重症度の低下，ウイルス力価の減少，体温の回復期間の短縮などの効果がある程度認められている（柏木他，2000）が，投与すればこれで大丈夫という効果ではないのである．

また，治療法には，すべて，それを支持する人，批判的な人，無関心な人がおり，中立的な立場の人は少ないものである．したがって，その治療法が有効であると主張する客観的な証拠を提示しない限り，その治療法に熱心な集団を除いては，誰も評価はしてくれない！

1）対照群も置かず，無作為割り付けもせずに実施された研究（オープン試

表 3 門洞静脈吻合術を評価した 51 の論文の評価 (Glantz, 1992)

試験デザイン	手術に対する執心度			計
	高い	中位	なし	
対照群なし	24	7	1	32
対照群あり（非無作為化）	10	3	2	15
対照群あり（無作為化）	0	1	3	4

験）では，当該治療法に都合良い方向に偏った結論を導いたが，

2）後にきちんと対照群を置いて比較試験を実施した結果，対照群に比較して有意に劣ってしまった，

という事例は，公表バイアス（publication bias）を考慮するとかなりの頻度にのぼるものと推測される．

Glantz (1992) は治療法に対する執着度と試験デザインとの関連を，1950 年代に肝硬変治療として実施されていた門洞静脈吻合術を評価した 51 の論文で調査した．結果は表 3 に示すように熱心な研究者ほど対照群すら置かずに，また対照群を設置していても無作為割り付けを実施していないことがわかる．

対照群を置かない研究でこれほどまでこの手術に支持が偏った理由は，まさに観察者側の偏向と患者側のプラセボ効果（効果の如何にかかわらず手術を受けたというだけで回復する効果）の何者でもない．事実，この手術は現在行われていない．したがって，次のように宣言できる．

統計学のセンス No.14

治療法 A と治療法 B のどちらが有効かが誰もわからない，つまり，無作為化比較試験には倫理上の制約はない．

むしろ，比較可能性が乏しいデータに「正しい統計手法」を適用して，誤った結果を導くことのほうがはるかに倫理上の問題があるように思われる．将来，その結果に基づいて発生するであろう，不必要な研究に費やされる不幸な研究者と研究協力者，費用，時間の地球規模の損失，不必要でかつ不適切な治療を受けることになる最も不幸な患者群を考えてみてほしい．なにが正しいか理解できるだろう．

3.4　クラスター無作為化試験

これまでは，対象となる患者単位に治療法を無作為に割り付ける臨床試験について考えてきた．実は，「患者単位に無作為に割り付けることができる」前提として，試験に組み入れられた「患者一人一人のデータは相互に独立」であるという条件が担保されなければならない，ことをご存知だろうか．つまり，異なる治療法に割り付けられた患者間の独立性はもちろんのこと，同じ治療法に割り付けられた患者間の独立性も担保されなければならない．その条件の下では，患者一人が「標本サイズ 1」を意味する．しかし，状況によっては，患者単位に割り付けることが不可能，あるいは，不適切な場合が存在する．日本では，まだまだ，馴染みが薄いので，少々詳細に説明しよう．

たとえば，乳がん検診の有効性を評価する試験を計画したとしよう．そのためには，多くの女性に検診を受けてもらうための広範囲な公的なキャンペーンが必要になる．その場合，「個人単位」に検診を受ける介入群と受けない対照群に割り付けると，介入群に割り付けされた女性は，受けない群に割り付けられた近所の女性に情報を流す可能性があり，介入群と独立な対照群の確保が困難となるばかりか，同じ群に割り付けられた女性間の独立性も困難となるのは容易に想像できるだろう．この意味では，通常の施設内で異なる治療法を無作為に割り付ける多施設共同試験においても，患者同士の会話・情報交換，無視できない施設間差，などの恐れが大きい場合は，データの独立性の担保は困難となり，ここでのべるクラスター無作為化試験のデザインを採用しなければならない．

このような試験では，独立性を担保できる「割り付け単位」は何かを考える必要がある．たとえば，乳がん検診の場合は「地域」，多施設共同試験の場合は「施設」，をそれぞれ「割り付け単位」とすることにより，「異なる地域」，「異なる診療所」，それぞれのデータの相互独立性の担保を図ることができる．つまり，「地域」，「診療所」などをクラスター（cluster）として，クラスター単位に無作為に割り付ける試験デザインをクラスター無作為化試験（cluster randomized

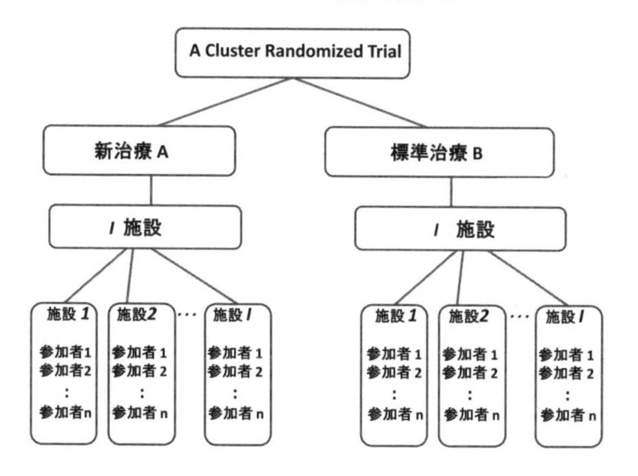

図 11 2 種類の介入プログラムが施設（center）単位に割り付けられたクラスター無作為化試験の階層構造の例（施設数が，それぞれの介入群に共通の I，施設内症例数も共通の n）

trial）という[*4)]．図 11 には，2 種類の介入プログラムが施設（center）単位に割り付けられたクラスター無作為化試験の階層構造（全体の施設数が $2I$，施設内症例数が共通の n）の例を示す．

Adachi *et al.* (2013) は，2 型糖尿病患者の HbA1c 改善のための管理栄養士による食事調査を用いた個別ライフスタイル教育プログラムを，助言を中心とした従来型指導と比較して，その効果をクラスター無作為化試験で評価している．独立性を担保できる「診療所」をクラスターとして，指導開始（ベースライン）から 6 ヶ月後の HbA1c（%）の値の変化量の差をエンドポイントとした試験である．一施設あたりの患者数はほぼ $n = 10$ と設定し，必要な診療所数を計算すると，それぞれのプログラムに $I = 10$ 施設が必要となった．図 12 にはその試験のアウトラインを示した．介入 6 ヶ月後の HbA1c の変化量の差は，平均で −0.5% と，個別ライフスタイル教育群のほうが有意に減少している．95% 信頼区間は (− 0.8% ∼ −0.2%) であった．

ただ，この試験デザインでは，すでにのべたように，同一クラスター内の独立性は担保できない．言い換えれば，「同じクラスター内のデータ（反応）」は，

*4) 文献的には (group randomization, group allocation, community randomization, community intervention) study などと様々な呼び方で呼ばれている．

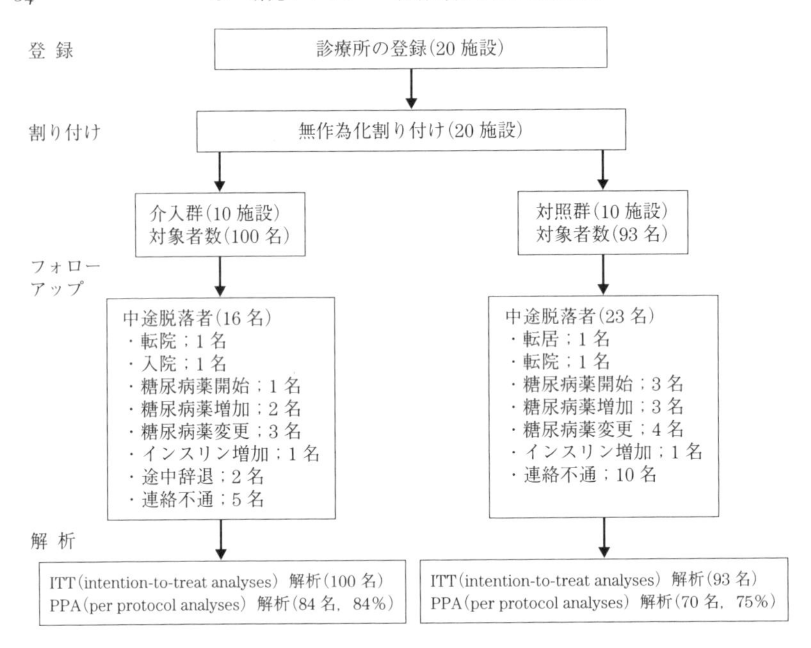

図 12　2 型糖尿病患者のための個別ライフスタイル改善プログラムの効果に関するクラスター無作為比較試験のアウトライン（Adachi et al, 2013）

「異なるクラスターのデータ」と比べると，互いに似ているという現象が生じる．つまり，無視できない「クラスター内相関（ICC, intra-cluster correlation）」が生じるのである．この類似性，つまり，この正相関を無視して（独立と考えて）個人単位で集計した解析を行うと，推定値の標準誤差はかなり小さく，信頼区間の幅が狭く，したがって p 値がかなり小さくなるバイアスが生じ，解析結果が極めて不適切となる可能性が大きい．

たとえば，介入群，対照群，それぞれのクラスターを 2 とし，クラスター内の患者が，それぞれ 10 名からなる，試験を考えてみよう．介入群，対照群，それぞれ 20 例のデータがあるので，連続データの場合，単純に患者単位に集計して平均値の差を両側有意水準 5% の Student の t 検定（自由度 $20+20-2=38$）を適用すると，実質の有意水準が 60% に跳ね上がってしまう．この場合の正しい解析法は四つのクラスターそれぞれの平均値を計算し，介入群，対照群，それぞれの二つのデータ（平均値）の平均値を比較する Student の t 検定（自由度

$2 + 2 - 2 = 2$) を適用することである．この意味では，独立なクラスターの数が標本サイズといえる．一般的には，クラスター内の標本サイズが異なり，共変量などが存在するので，線形混合効果モデル（linear mixed-effects model）を適用する必要がある．その詳細については，たとえば Donner and Klar (2000), Hayes and Moulotn (2009)，丹後 (2018) などを参照されたい．

3.5 診療記録のデータは怖い

ここでは，病院の一室に積み上げられている患者の病歴ファイルの問題点について議論しよう．結論からいうと，一見，宝のようにみえる診療記録も残念ながらその多くは研究には適さない，むしろ，misleading な結果となる可能性が大である．少なくとも，次の種類の研究は診療記録からは妥当な結果は導き出せない！

1）病気の因果論，病気の頻度の関連性に関する研究

2）治療法の効果，特に薬剤の有効性に関する研究

3.5.1 Berkson's bias

過去の診療記録に基づく臨床研究では，研究対象となる標本は

自らの意志で来院してきた患者

であり，研究結果を適用したい集団（母集団）からの

無作為に選ばれた患者ではない．

したがって，肝疾患に評判の良い先生がいれば肝疾患患者が多く集まる傾向があるというように，

統計学のセンス No.15

受診率が異なる！

ある病院・保健所などの記録またはそれに類するデータの調査では，疾患の種類・程度によって受診率が異なるので，病気の発生状況（相対頻度）は

偏った姿となってしまう．

したがって，診療記録に基づく研究の中で，この未知の受診率が変化することによって結果が大きく異なると想定されるものはすべて実施できないことになる．それらの結果はいずれも誤りとなるからである．この受診率の違いによって結果が歪められる偏りを選択バイアス（selection bias）と呼んでいる．ここでは「受診」であって「選択」ではないが結果として選択していることになる．この例としてBerkson's biasは最も有名であるが，本書の初版が刊行されて20年経った今でもその重要性は十分に理解されていないようである．このバイアスは臨床医にはぜひ理解していただきたい基本事項である．

Berkson (1946) は，糖尿病と胆嚢炎が併発する可能性の有無を診療記録に基づいて行う研究を例にあげて，その誤りを指摘したものであった．当時はこの二つの病気が併発するという印象が強く，ある外科医が糖尿病の治療として胆嚢の摘出を行うほどであったらしい．Berksonが紹介した研究では，

仮説　：「糖尿病患者に胆嚢炎併発率が高い」

方法　：「研究者が勤務する病院で，糖尿病患者に胆嚢炎の随伴する率と眼科の外来患者（屈折異常，いわゆる近視）の胆嚢炎の発生率とを比較する」

という研究方法を採用し表4の集計表に結果をまとめたものである．

Berksonは，すでに述べた問題点「受診率が疾患によって異なる」とともに，

1) 二つ以上の疾患を有する患者は一つだけの患者より病院を訪れる割合は大きい．
2) したがって，「選択」ではなく「受診」によって得られる標本からは，どんなにがんばっても病気の頻度の正しい（不偏な）推定はできない．

表 4 Relation of cholecystitis to diabetes - hospital population, refractive errors used as control (Berkson, 1946)

	Cholecystitis	Not Cholecystitis	Total
Diabetes	28 (4.86%)	548	576
Refractive errors	68 (2.54%)	2606	2674
Total	96 2.95%)	3154	3250

という理由から，このような診療記録による研究の結果は如何ようにも変わることを示して，この研究は誤りであることを指摘したのである．

3.5.2 Berkson's bias の謎を解く

このバイアスの本質を理解するためには，実際の調査を単純化したモデルを考えればよい．

1) 疾患 A と疾患 X の合併率と，疾患 B と疾患 X の合併率とどちらが高いかを診療の記録から知りたいとしよう．
2) 母集団での疾患 A, B の患者数はともに 1000 人とし，合併率もともに 20%（200 人）と等しいとしよう．
3) さて，問題なのがこれらの患者が当該病院を受診する受診率である．そこで，それぞれの病気での受診率を r_A, r_B, r_X として，次の 3 通りを考えてみよう．

   a) $r_A = r_B = r_X = 0.5$:

   このように，たとえ各疾患とも同じ受診率であっても図 13 (a) に示すように疾患 A–X の合併率，疾患 B–X の合併率はともに

$$\frac{100+50}{400+100+50} = 27.3\%$$

   と期待され，母集団の 20% より高めの偏った推定値となってしまう．なぜなら，A と X 両方を患っている患者は「A による受診」と「X による受診」，と受診する機会が増加するため，

$$\frac{200 \times 0.5 + (200-100) \times 0.5}{200} = 75\%$$

   と受診率が増加するからである．もし，患者を抽出率 50% で「無作為に抽出」すると合併率は母集団と同じ 20% と期待される．

   しかし，疾患 A, B での合併率の比較に関する限り，疾患 A, B の受診率が同じ 50% であるので，推定された合併率がたとえ高めのバイアスを有していたとしても同じ 27.3% となるので問題はない．しかし，このような「受診率が等しい」状況は現実にはありそうもない．

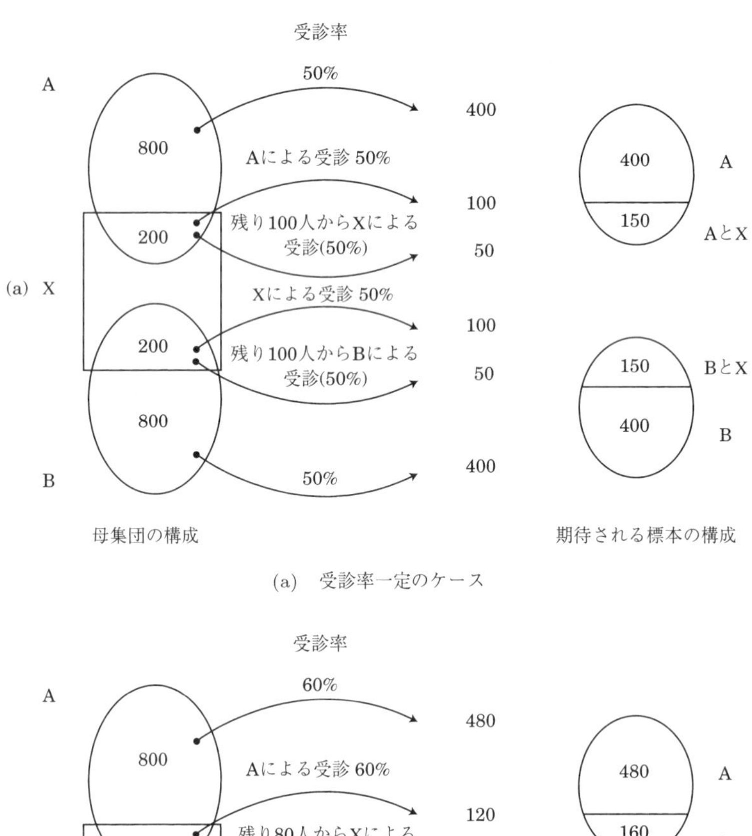

(a) 受診率一定のケース

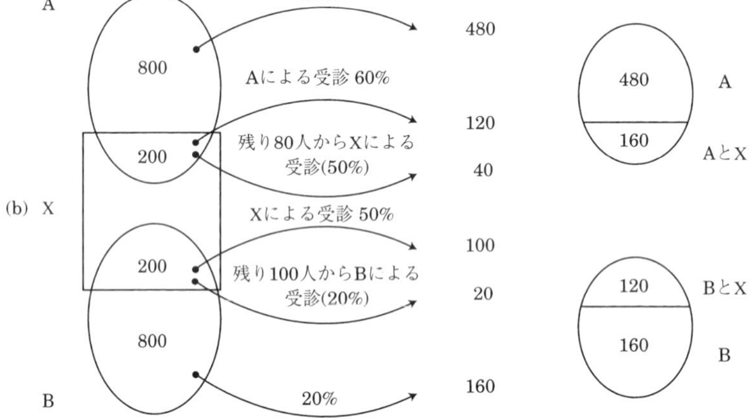

(b) 受診率が異なるケース

図 **13**　Berkson's bias

b）$r_{\mathrm{A}} = 0.6,\ r_{\mathrm{B}} = 0.2,\ r_{\mathrm{X}} = 0.5$:

疾患 A, B で受診率が異なってしまうと，図 13 (b) の計算に示すように疾患 A, X の合併率は

$$\frac{120 + 40}{480 + 120 + 40} = 25.0\%$$

疾患 B, X の合併率は

$$\frac{20 + 100}{160 + 20 + 100} = 42.9\%$$

と期待され，母集団のそれとは似ても似つかぬ数字となってしまうのである．つまり，この差は疾患 B の受診率が低いため，診療記録では B–X の割合の方が A–X の割合より高いという誤った数字が集計されてしまうのである．

c）$r_{\mathrm{A}} = 0.2,\ r_{\mathrm{B}} = 0.6,\ r_{\mathrm{X}} = 0.5$:

受診率が逆になっているので，上と逆の集計結果が出てしまうのは明らかであろう．

このように，診療記録に基づく病気の因果論，疾患の相互関係に関する議論などは記録がどんなに完璧であったとしても，受診行為ゆえの避けることのできない困難性が存在するのである．このようなデータにどんな統計手法を適用したとしてもその結果は明らかに誤りである．

3.5.3　患者背景の解析は無意味

無作為抽出でないのだから，病院に来院してくる患者は母集団からの偏った標本であることは疑いのないことである．したがって，年齢，性などの背景因子別にある疾患の出現頻度を比較したとしても，偏った標本であるので，正しいのか誤っているのかの区別がつかないのであるから，医学的に有益な知識は得られない．もっとも，当該病院にとっては，患者層を詳細に検討することによって病院経営上の貴重な資料となるかもしれないが．

3.5.4　診療記録は欠陥だらけ？

診療記録を利用した臨床研究で生じるバイアスは，患者の意志で来院する受

診率によるものだけではない．診療記録の様々な不完全性つまり「質」がバイアスの大きな原因となる．診療記録は臨床医が診療活動を行っているうちに自然と蓄積される診療情報である．保健所・企業などが行う健康診断に基づく記録もまた同様である．したがって，これらの記録は臨床医にとっては大事な宝物であるにちがいない．病院の外へ出ていって地域住民を対象とした野外調査を行うのに比較すると，自分の診療所の過去の記録を調査するほうが遥かに「楽」であり，自分たちの汗の結晶の産物であるから余計に熱も入るだろう．

しかし，何事も楽をしては良いことはできないことをここでも認識すべきである．つまり，診療記録はもともと当面の患者治療のために必要な記録を記載するものであり，後のいつ行われるかわからない調査研究用に設計されたものでない．したがって，将来のある時点で，いざ過去を振り返って調査しようとしても，研究に必要なデータの条件（質と量）がそろっていないのである．具体的な例をいくつか次に列挙しよう．

1）症状の発現日の記録はあっても持続期間，結果などが記載されていない．

2）臨床検査値の測定には欠測が多い．

3）陽性所見はあるが陰性所見は記載が漏れる傾向がある．

4）他の死因による死亡，転医，治癒・理由不明のため来院せず，など症例の欠落が多い．

5）特定の疾患に興味が集中している期間では，後で比較対象とすべき他の疾患の記録が前者に比して不完全なものとなっていることが多い．

6）古い治療法と比較的新しい治療法の効果を比較するために，過去10年間とか20年間にわたる調査を考えてみよう．当然ながら古い治療法は調査前期に多く，新しい治療法は調査後期に多くなる．したがって，時間の流れに従って生じる，患者の変化，補助治療・看護体制などの治療環境の変化，診断基準の変化，相対的に不完全でかつ欠落している初期の記録などにより本当の治療法の差が歪められてしまう．

7）通常の診療行為は当面の患者の治療を最優先しようとしているのであるから，薬剤の種類，投与量，投与間隔などは，患者の背景を観察して医師の限られた経験によって選択され（selection bias），また，途中の反応をみて適宜変更している場合が圧倒的多数である．したがって，特定の薬剤の効果を遡って評価しようとしても，他の様々な要因と解きほぐせないほど混ざり合っている．この状況を交絡による偏り（confounding bias）があるという．そのため，特定薬剤・治療法の効果に関する適切な推論はまず過去の診療記録からは導き出せない．

8）特に，ある薬剤は重症の患者に投与し，もう一方の薬剤を軽症の患者に投与していれば，もはや，この薬剤の効果は評価できない．

9）比較的完璧な症例が収集できたと安心して数群に分類して比較してみると，ある群の症例数が極めて少なくなってしまうなどの，症例数の偏りが生じ，推測効率が悪くなる．

つまり，診療記録には3.1節にのべた比較可能性，内的妥当性が明らかに欠如しているので「比較しようがない」のである．もちろん例外はある．ペニシリンの登場のようにあまりにも劇的な効果が明らかな場合である．しかし，劇的な差がある場合は稀であり，そのため，臨床的に意味のある比較的小さな差が診療記録の不完全さゆえに歪められてしまうのである．つまり，治療効果に関する研究は，「計画的な治療プロトコールに基づかない過去の診療記録」からはまず不可能と考えるべきものである．**過去の症例を整理して統計処理（ビッグデータ解析）すれば学会報告ができる...とんでもない！それはあくまでも診療活動の業務（症例）報告であり，延長線上に研究が存在すると考えるのは正しくないのである．**経験と知識に基づく思考錯誤の治療行為の結果として得られたデータの整理と，新しい知識の創造をめざす計画的な研究から得られる科学的データとはおのずと質が異なる．前者にはすでに述べたような交絡の罠がいたるところに潜んでいる．薬剤疫学（pharmacoepidemiology）という研究分野では主として薬剤のリスクの評価を過去の病歴データ（市販後調査データ）を用いて行う．しかし，3.7節で述べるように，リスクの無作為割り付けができないことによる結果の解釈（原因薬剤の同定）の困難性が浮かび上がってくる．

たとえば，「タミフル（リン酸オセルタミビル）」の副作用（？）として，「異常行動・言動」などの随伴症状の発現の可能性が，メディアで大きく報道され，社会的な関心を呼んだことを覚えているだろうか．平成18年度に報告された，「インフルエンザに伴う随伴症状に関する研究」に関する厚生労働省研究班では，平成17年から18年にかけてインフルエンザに罹患した患者約2500名を調査し，タミフル服用群で 11.9%，非服用群では 10.6% の異常言動が観察され，両者の間に統計学的に有意な差はない，と報告している．これを受けて，厚生労働省は，タミフルと異常行動の因果関係を否定した．しかし，調査方法は過去の診療記録を調べたものであり，中には，投薬時期と異常行動発現時期のどちらが先かがわからないデータもあり，この国民的な重要な問題の検討のための調査としては，「極めてずさん」な調査といわざるを得ない．

さらに，この調査法から入手できるデータの本質的な問題点は，担当医が患者の状態を観察し，タミフルを処方すべきかどうかを検討した結果として，服用群と非服用群に分かれたデータである，ということ．つまり，患者の状態に応じた処方のルールが事前にしかも共通に決められていない限り，解析では調整（除去）できない大きな selection bias が存在するデータである．つまり，担当医が専門家として通常の診断・治療行為を実施したとすれば，タミフルはより状態の悪い患者に処方される可能性が高い．したがって，有害事象も服用群に多くなる傾向があっても，なんら不思議ではない．つまり，これらのデータでは，タミフルとの因果関係を評価できないのである．

評価できるデータとは何か？　それは，すべての担当医が患者の状態を観察しないで，ランダムに（サイコロでどちらかにすることを決める）服用・非服用を決めたデータである．つまり無作為化比較試験である．有効性が期待できる薬剤については，臨床の現場では，一見，現実的ではないと思われる臨床試験でも人間の知恵による工夫により実施できるのであり，安全性も同時に検討できる．もちろん，過去の病歴データから，有効らしい治療法に関するヒントが生まれる可能性は否定できない．しかし，それはあくまで内に秘めて前向き研究（prospective study）できちんと検証すべきものであって，年に一度の学会で発表できる内容のものではないということである．なぜなら，そのヒントが正しい可能性はおそらく 1 割にも満たないと考えられるからである．たとえば，プロ野球で打率 1 割以下の選手が出場できるだろうか？

3.6 再び臨床試験について

数種類の処理をヒトに作用させて，その反応を観察・比較する前向き研究

(prospective study) である臨床試験においても，後ろ向き研究 (retrospective study) である診療記録の調査と同様に，自分の意志で来院してきた患者を相手にすることには変わりはない．しかし，この場合には処理の無作為割り付け (random assignment) を実施することにより処理効果の差を統計学的に推測できることはすでに解説した．つまり，統計学のセンス No.9 で述べた「比較可能性，内的妥当性」により，試験の対象となった患者群の標本 (study population) に対しては，真の治療効果 θ の良い推定値が得られる．しかし，その標本は母集団からの偏った標本であるため，試験対象となった地域特性 $\boldsymbol{x}$ (地域，病院，患者などの特性) に影響を受けたバイアス $\gamma(\boldsymbol{x})$ の項が加わった $\hat{\theta} + \hat{\gamma}(\boldsymbol{x})$ と推定されてしまう．つまり，少数の病院を対象とした臨床試験の結果だけでは，母集団を推測するための適切なエビデンスとはいえない可能性が大きい．つまり，一般化可能性 (generalizability) あるいは外的妥当性 (external validity) が乏しいのである．それを担保するためには，少なくとも，

統計学のセンス No.16

一般化可能性，外的妥当性

様々な地域で実施された臨床試験の結果のメタ・アナリシス

が必要である．なぜなら，メタ・アナリシス (meta-analysis) は，それぞれの試験の推定値の重み付き平均を計算するので，バイアスの項 $\gamma(\boldsymbol{x})$ の重み付き平均が 0 に近づくことが期待されるからである (少々理想論ではあるが)．

図 14 は，メタボリックシンドローム患者を対象としてライフスタイル改善プログラムの効果を検討した，八つの無作為化臨床試験の「メタボリックシンドロームからの離脱割合の比 (ratio of proportion of patients with resolved MetS)」のメタ・アナリシスと，累積メタ・アナリシスの結果である (Yamaoka and Tango, 2012)．このメタ・アナリシスでは，メタボリックシンドロームからの離脱割合の比が，変量モデルで 2.0 (95% 信頼区間：1.5〜2.5)，ベイジアンモデルで 2.7 (95% 信用区間：1.5〜5.8) と有意な効果が認められるとともに，メタボリックシンドロームを構成する検査項目 (空腹時血糖値，ウエスト周囲長，血圧 (SBP/DBP)，トリグリセライド，HDL コレステロール) の有意な改善が認められた．De Lorgeril (2012) は同雑誌の論評 (Commentary) "Why

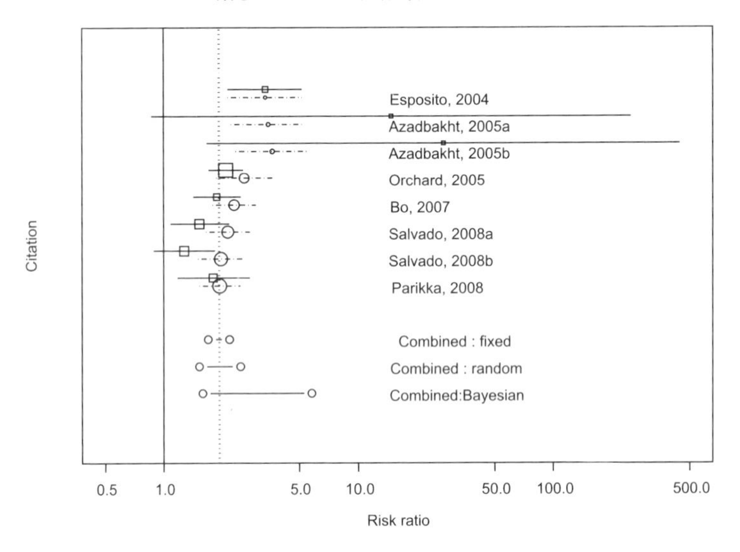

図 14 メタボリックシンドローム患者を対象としたライフスタイル改善プログラムの効果を検討した八つの無作為化臨床試験の「メタボリックシンドロームからの離脱割合の比（ratio of proportion of patients with resolved MetS）」のメタ・アナリシス（□印）．累積メタ・アナリシスの結果は○印で示した（Yamaoka and Tango, 2012）．

a healthy lifestyle is important" で，このメタ・アナリシスの結果を取り上げ，薬物治療はメタボリックシンドロームを構成する個々の検査値異常の改善には効果はあるものの，多くの無視できない副作用があるので，メタボリックシンドロームの管理にはライフスタイル改善のアプローチが第一選択のアプローチ（first-line approach）である，と強調している．それにより多大の医療費の軽減も見込まれる．

3.7 リスク評価の疫学研究

ヒトの健康に悪い影響を与えるリスク因子を研究する疫学研究（epidemiological study）では，動物実験・戦争時代の軍部による人体実験を除くと，リスク因子を無作為にヒトに割り付けることは倫理的に許されない．したがって，喫煙に関する研究では「喫煙者 vs. 非喫煙者」，大気汚染の健康影響に関する研究では「主要幹線道路沿いの住民 vs. 緑の多い住宅街の住民」などを比較するというように，現在住んでいる一人一人の嗜好形態，行動様式，生活習慣，社会環境，環境汚染状況の違いを上手に利用して観察する研究（observational study）にもとめなければならない．

3.7.1 代表的な研究方法と比較指標

代表的な研究方法に

1）コホート研究（cohort study），

a）オープンコホート研究（open cohort）：追跡対象の変化（新エントリー，脱落）を許す

b）クローズドコホート研究（closed cohort）：追跡対象は不変

2）ケースコントロール研究（case-control study）

3）横断研究（cross sectional study）

の3種類がある．「原因を喫煙」，「結果が肺がん」と作業仮説を設定した研究を考えてみよう．実際には喫煙習慣をまったくの非喫煙者から数カテゴリーに分類するが，ここでは簡単のため有無の2カテゴリーと単純化して議論する．ある地域で原因と考えられる要因「喫煙」の有無で，「喫煙集団」と「非喫煙集団」に分けて（実際には複数カテゴリーに分類されるが），この二つの集団（cohort）を一定期間追跡して観察し，それぞれの群で肺がんに罹患した割合（proportion）または罹患率（rate）を比較する前向き研究（prospective study）がコホート研究で，提唱されている「仮説の検証」のための研究方法である．データは表5のようにまとめられる．ここでは比較指標として主に罹患率の比である**相対リスク RR**（relative risk）と罹患率の差である**寄与リスク AR**（attributable risk）が利用される：

$$RR = p_1/p_2 = \frac{a}{m_1} \div \frac{c}{m_2}$$
$$AR = p_1 - p_2 = \frac{a}{m_1} - \frac{c}{m_2}$$

前者を**リスク比**（risk ratio），後者を**リスク差**（risk difference）とも呼ぶ．

しかし，発生割合（率）が非常に小さい疾患の場合には，大規模な集団を長期間にわたり追跡調査しなければならず，正確な情報を収集しようとすると時間的か

表 5　コホート研究における原因と結果の表
$y_{ij}, i = 1, 2;\ j = 1, \ldots, n_i$ はそれぞれの群での追跡対象者の追跡期間

	結果	肺がんの発生			人年（person–years）
原因		あり（率）	なし	計	
喫煙	あり	$a(p_1 = a/m_1)$	b	n_1	$m_1 = \sum_{j=1}^{n_1} y_{1j}$
	なし	$c(p_2 = c/m_2)$	d	n_2	$m_2 = \sum_{j=1}^{n_2} y_{2j}$

つ経済的にも困難な作業となる．さらに，アプローチの性格上，**追跡不能者**（lost to follow-up）が出ることは避けられない．まったく at random に脱落するのであればバイアスはないが，追跡対象疾患の発生と関連ある要因で脱落が生じれば，残った解析可能標本は歪められた標本となってしまうなどの問題点がある．

これに対して，研究の第一段階としてまず関連性の高い危険因子をしぼり込む「仮説設定」の目的のために，より経済的で簡単な方法としてケースコントロール研究が利用される．これは，結果つまり肺がん患者（ケース）と非肺がん患者（コントロール）の集団を集めて，それぞれの過去の記録または患者の「記憶」から喫煙のデータを収集する後ろ向き研究（retrospective study）である．このデータは表 6 のようにまとめられるが，リスク比もリスク差も計算できない．唯一計算できるのはオッズ比（odds ratio）である．

オッズといえば，馬券のオッズ：

$$オッズ = \frac{当たる確率}{当たらない確率}$$

が有名であろう．オッズが 1 より大であれば当たる確率が当たらない確率より大ということを意味する．ここで推定したいオッズでは

$$「当たる確率」を \Longrightarrow「喫煙者の割合」で$$

表 6　ケースコントロール研究における原因と結果の 2 × 2 分割表

	結果	肺がんの有無	
原因		ケース（割合）	コントロール（割合）
喫煙	あり	$a(q_1)$	$b(q_2)$
	なし	$c(1 - q_1)$	$d(1 - q_2)$
計		$a + c$	$b + d$

と置き換えることになる．ケース，コントロールそれぞれの群での喫煙オッズ (odds) は

$$\text{ケース群での喫煙オッズ}:\frac{q_1}{1-q_1}=\frac{a}{c}$$

$$\text{コントロール群での喫煙オッズ}:\frac{q_2}{1-q_2}=\frac{b}{d}$$

となるから，その比は

$$OR_{cc}=\frac{q_1}{1-q_1}\div\frac{q_2}{1-q_2}=\frac{ad}{bc}$$

となり，コントロール群に比べてケース群の喫煙オッズが何倍となるかを推定するものである．実は，このオッズ比は研究で推定したいオッズ比，「喫煙集団の肺がんオッズと非喫煙集団の肺がんオッズの比」,

$$OR=\frac{p_1}{1-p_1}\div\frac{p_2}{1-p_2}$$

に一致するので，リスクの指標である相対リスク，寄与リスクが計算できないケースコントロール研究ではオッズ比がよく利用されるのである．さらに，稀な疾患ではほとんど相対リスク RR に一致するからありがたい．

ケースコントロール研究の問題点は，過去の状況を調査しなければならないという記録の不完全性 (information bias) の問題と,「一般に最適なコントロール群は存在しない」という理論的制約の下で，実際にはあるコントロール群を選択しなければならないことによる未知のバイアス (selection bias) は避けられないことである．

これに対して横断的研究はおもに調査時点の情報を収集する実態調査が目的として行われ，サーベイ (survey) がその代表である．ここでは，無作為抽出が要求される．喫煙と肺がんの例では，調査時点の実態として「喫煙あり」が $(a+b)/N(\%)$,「肺がんに罹患している患者」が $(a+c)/N(\%)$ というデータが得られる．喫煙（リスク因子）に関する情報は現在のものであるだけに，ケースコントロール研究よりは正確な情報が得られる．しかし，表 5 のようなクロス集計をとっても,「時間経過」の要素が含まれていないので因果関係の推測は基本的に不可能であり，せいぜい関連性 (association) の議論しかできない．

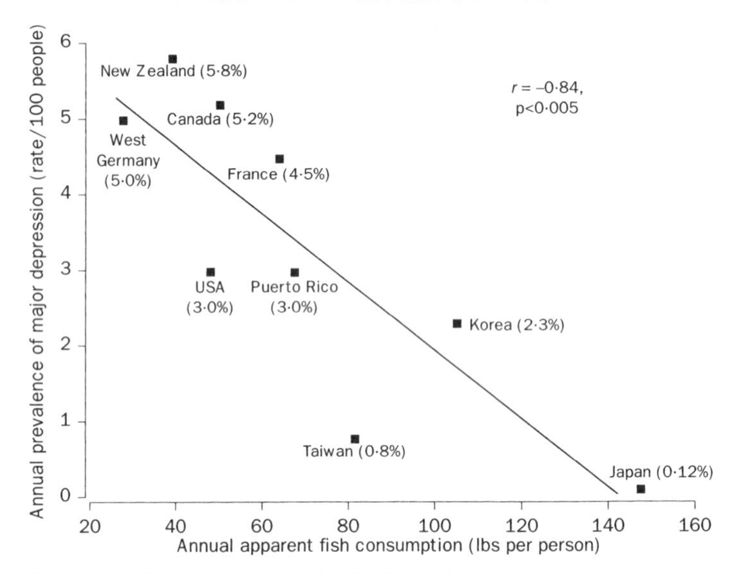

Fish consumption and prevalence of major depression
Simple correlational model with Pearson product moment analysis indicates a potentially substantial interaction between the nearly 60-fold range in annual prevalence rates of major depression and the over 100-fold range of apparent fish consumption, in a multinational comparison.
1 lb=0·4536 kg.

図 **15** 魚摂取量と主要なうつ病の有病率の国際比較 (Hibbein, *Lancet* **351** 1213 1998)

図 15 は魚摂取量とうつ病の有病率の国際比較を試みたものである．きれいな負の相関（$r = -0.84$, $p < 0.005$）が観察されている．しかし，この結果だけから魚摂取量がうつ病の予防に有効とはいえない．論文の最後に “**Various cultural, economic, social and other factors can confound this simple correlational relation.**” とのべている．そのとおりである．

これまで，代表的な三つの研究方法の概略をのべてきたが，現実にはこれらの枠に入らない研究方法は数多いので，その詳細は専門書，たとえば，Rothman *et al.* (2008) を参照してほしい．

3.7.2 交絡因子の調整は必須

さて，いずれの方法論においても，疫学研究は実験ではなく観察研究であるから，観察・調査に付随した問題点は避けられない．実験のところで強調した様々な潜在的交絡因子（性，年齢，職業など）が存在し，かつその一部しか実際には観測できないため，比較したい群どうしの比較可能性が保証されない．そのため，少数の交絡因子でマッチングをとったマッチドケースコントロール研究も行われるが，多くのまた未知の因子でのマッチングは不可能である．したがって疫学研究では

統計学のセンス No.17

交絡因子の調整

調査時点で除去できない交絡は統計解析で**調整**（adjust）する

ことが必須条件となるが，完全に調整することはできない点が疫学研究の方法論上の最大の問題点である．

交絡因子の検討をまったく行わず，単純比較だけで結論を導いている観察研究の典型例として，筆者が 1980 年代後半に経験したインフルエンザ・ワクチンの有効性に関する臨床研究を紹介しよう（丹後他，1990; 丹後，2002）．1987 年に作成された「インフルエンザ流行防止に関する研究班」の報告書 (1987) を当時の公衆衛生審議会が検討し，「個人に対しては発病防止効果，重症化防止効果などの点で利益を与えている」という意見書を公表している．研究班が検討した「インフルエンザワクチンの有効性に関する調査研究」では，「インフルエンザ予防接種の効果」を表す指標として，「感染防御の指標である抗体価による罹患率，学校の欠席率・欠席日数」などを取り上げ，その「減少」をもって「効果あり」と評価していた．しかしながら，問題なのは，ほとんどすべての研究論文で，調査対象を「接種群」，「非接種群」の 2 群，または「2 回接種群」，「1 回接種群」，「非接種群」の 3 群に分類し，「交絡因子」を考慮しない単純な 2 群比較，あるいは，単純な 3 群比較で結論を導いている点であった．丹後他 (1990) は，小学生を対象とした類似の（しかし，交絡因子を調査している点で大きく異なる）調査データ*5)を再解析することにより，厚生省研究班が示した効果が

*5) 小学生一人一人に，予防接種を受けるか否かを無作為に割り付ける臨床試験の実施は，一般には困難であろう．この調査では，インフルエンザシーズンが終了した時点（3 月頃）で，前年の 4 月に遡って学校（cohort）単位に調査し，インフルエンザ様風邪で欠席した日数，予防接種を受けたか否か，などを調査している．このデザインは「後ろ向きコホート研究（retrospective cohort study）」と呼ばれる．

表 7 インフルエンザ様風邪による平均欠席日数の単純 3 群比較（丹後他，1990）

	2 回接種	1 回接種	非接種
解析対象者数	5115	1482	9038
インフルエンザ様風邪延べ欠席日数	3600	1343	7979
欠席日数：平均	0.704	0.906	0.883
：標準誤差	0.024	0.049	0.019

「2 回接種群」，「非接種群」との間には高度な有意差が認められた．
（t 値= 5.75; Wilcoxon 順位和検定 z 値 = 5.76; p = 0.00000001）

実は，小学生の「普段の健康度」に交絡した「見かけの効果」であった可能性が強いことを示した．

たとえば，表 7 は，予防接種の効果の一つの指標として，多くの調査研究で使用されていた，インフルエンザ様風邪*6) (influenza-like illness) による平均欠席日数を単純に比べたものであり，2 回接種群が非接種群に比べてわずかに 0.179 日少ないだけであるが，その差は高度な有意差が検出された．かつ，1 回接種群が非接種群に比べてほんのわずかながら増加している．この結果は，従来の多くの調査結果を再現したものであった．つまり，この調査が従来の調査研究と類似のものであることを示す一つの根拠を与えるものであった．

しかし，この調査では，非接種の理由，1 回接種の理由，一年間の病気欠席日数などを調査している点で優れていた．そこで，解析対象を 2 回接種群，1 回接種群，非接種群の理由で 7 群に分類して，x 軸に普段の健康度の指標として，「インフルエンザ様風邪以外の病気で欠席した平均日数」を，y 軸にインフルエンザ様風邪による平均欠席日数」をプロットしたものを図 16 に示した．この図から，インフルエンザ様風邪による平均欠席日数が「2 回接種」，「希望せず」，「1 回接種」，「その他」，「当日体調不良」，「禁忌」の順で増加しているが，x 軸のその他の病欠平均日数もこの順に増加していることがわかる．すなわち，インフルエンザ様風邪の平均欠席日数には小学生の「健康度」が強く相関しており，ワクチンの効果の検討にはこの交絡要因を調整する必要があることを示している．

そのことを確認するための単純な方法は，健康度を適当な層に分類して健康

*6) 今日ではインフルエンザ様疾患．

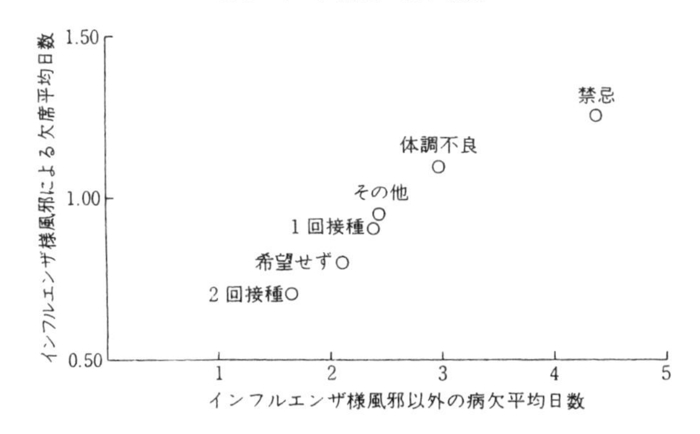

図 16 インフルエンザ様風邪による平均欠席日数とそれ以外の平均病欠日数との関連（丹後他，1990）

度の層別に比較してみることである．表 8 には，「2 回接種群」と「接種希望せず」群の比較を層ごとに，より適切な効果の指標として，「欠席率」と「欠席者の平均欠席日数」を取り上げ，その結果を示した．欠席率にはすべての層で有意差がなく，欠席者平均欠席日数については，その他の病欠日数「1〜4 日」の層だけに有意差（両側 $p = 0.02$）がみられたものの差は小さい．さらに詳細な解析は文献（丹後他，1990）に譲るが，予防接種の有意な効果は認められない，という結論が導かれる．

3.7.3 疫学研究の疫病？

さて，交絡の問題以外にも

1) 調査に回答しない回答拒否（non-response）は健康状態と関連していることが少なくない（selection bias）．
2) 伝統的な測定手段であるアンケート調査の正確度・精密度がよくわからないことが多い．これは精度に格段の進歩がみられる臨床検査を測定手段とした研究に比べると，極めて切れ味が悪い道具である（information bias）．
3) 面接調査のほうが郵送調査より正確な情報が得られるといわれるが，面接者は面接しようとする対象がケースかコントロールかについてブラインドがかかっていないことが多く，ケースの面接に熱心となる傾向があ

表 8　欠席率，欠席者の平均欠席日数の「2 回接種群」と「接種希望せず群」の層ごとの比較（丹後他，1990）

インフルエンザ様 風邪以外の病欠 平均日数		2 回接種	接種希望 せず	2 群比較 [a] （両側 p 値）
0 日	解析対象者数	2628	2707	
	欠席者数	549	579	
	延べ平均日数	1355	1407	
	欠席率 (%)	20.89	21.39	$\chi_1^2 = 0.17(p = 0.68)$
	欠席者平均欠席日数	2.468	2.430	$z = 0.27(p = 0.70)$
1–4 日	解析対象者数	1938	2298	
	欠席者数	655	829	
	延べ平均日数	1603	2160	
	欠席率 (%)	33.80	36.07	$\chi_1^2 = 2.30(p = 0.13)$
	欠席者平均欠席日数	2.447	2.606	$z = 2.25(p = 0.02)$
5 日以上	解析対象者数	549	886	
	欠席者数	184	326	
	延べ平均日数	642	1151	
	欠席率 (%)	33.52	36.79	$\chi_1^2 = 1.45(p = 0.23)$
	欠席者平均欠席日数	3.489	3.531	$z = 1.83(p = 0.07)$

[a]: 欠席率の比較は χ^2 検定（自由度 1），欠席者平均欠席日数の比較は Wilcoxon 順位和検定を適用した.

る（interviewer bias）.

4) 患者の記憶に多くを依存するケースコントロール研究では，ケースの記憶のほうがコントロールの記憶より明確であることが多い（recall bias）.

5) 食習慣と各種がんに関する研究における食習慣の測定，電磁波と白血病を調査する研究における電磁波の曝露量の測定，のように過去のリスク因子への曝露量に関する測定の信頼性が低い（測定誤差，measurement errors）.

などが疫学研究の「疾病」として立ちはだかっていて研究結果の再現性を極めて低いものにしている．1995 年の *Science* では「疫学は限界に直面している」という表題（Taubes, 1995）で特集記事を掲載している．その主旨は

> 健康を脅かすリスク因子として食習慣（肉類，コーヒー，ヨーグルト，アルコール，など），環境因子（除草剤，殺虫剤，電磁波，ダイオキシン，など），薬剤（経口避妊薬など）に関する疫学研究の結果が雑誌に次々と発表されるが，有意に関連があったという発表が出るやいなや，有意な関連がなかったという矛盾した発表が相次ぐため国民はなにを信じたらよいかわからない！国民の間には疫学研究がもたらした不安病が蔓延している（anxiety epidemic）のではないか！疫学研究の結果は信用できるのか？

というかなりきついものである．この問題に対して欧米の著名な疫学者，医学統計学者が登場して，上述した「疫病」が矛盾した研究結果が相次ぐ主要な原因であるとのべているが，一方で，

1）報道の仕方にも大きな問題がある．疫学研究では一つの研究結果だけでリスクの大きさと因果関係を評価することはできない．数多くの一連の研究で類似の結果が出ても，生物学的な因果関係が確認されるまでは，そのリスクが明確に評価されることは少ない．これに対し，報道関係者はたった一つの研究結果を，他の研究結果と分離して，しかも有意な関連が認められた部分だけを大げさに報道するから混乱が生じるのである，

2）さらに，喫煙の数多くの有害性，肥満と多くの病気との関連，身体的運動の心疾患予防効果，多くの職業曝露のリスク（ベンゼン，アスベスト），日光と皮膚がん，薬害（サリドマイド），果物と野菜摂取のがん予防効果，などの，多くのがん，心疾患の予防に関する有用な知識の多くは疫学研究から得られたことにまったく触れないのは明らかに偏った報道である（media bias），

と反論している．

しかし，この問題は，基本的にはリスクの無作為割り付けができないため十分な交絡因子の調整が不可能で，結果として無視できないバイアスの大きさが

研究によって異なることに起因している．したがって，単一の疫学研究の結果だけではリスク評価はできず，30〜40 もの類似の研究をまとめて評価することが必要になる．そのための統計技法として**メタ・アナリシス**（meta-analysis）が有効な方法として期待されているが，それを適用しようとすると，今度は別の問題，**公表バイアス**（publication bias）が立ち塞がる．つまり，今日の医学研究論文が採択される基準は「統計学的有意差が必要」となっていることが多く，有意でない結果の論文は採択されない，または，論文を投稿しない傾向がある．したがって，有意な効果を示した論文だけが雑誌に掲載され，その論文だけをまとめてメタ・アナリシスを行うと，明らかに有意な方向にバイアスをもった結論が導かれることになる．

臨床試験でもメタ・アナリシスにより薬剤の効果を世界レベルで再評価しようという動きが著しい．疫学研究ほどバイアスは大きくないが，公表バイアスの問題は同様である．真の意味のメタ・アナリシスを可能にするためには，地球上で行われている医学研究すべてを，デザインから解析結果まで登録できるシステムを構築しなければならない．英国のオックスフォード大学にある Cochran Collaboration Centre では，世界中で公表されたすべての臨床試験を探索・登録するシステムを構築している．2005 年頃からは，医学雑誌への掲載を望む臨床研究（疫学的介入研究を含む）の実施者は，研究開始前に ICMJE（International Committee of Medical Journal Editor）の認めた登録センターに登録しなければならない．

以上，疫学研究に内在する様々な困難性を，相対的に明確にするために少々オーバーにではあるが指摘してきた．もちろん，疫学研究の方法はヒトに対するリスク評価に関する唯一の研究方法であり，他の科学が疫学に取って代われるものではない．したがって，疫学調査ではデータ収集の方法から解析の方法まで慎重に検討した研究デザインが他の研究以上に要求される．また，その方法論の研究も重要である．日本では調査を軽く考えがちであるが，いい加減な調査は百害あって一利なしであることを肝に命ずべきであろう．また，今後の遺伝疫学，分子生物学など他の医学生物学の進歩も疫学情報の質の改善に大きく貢献する可能性が大であり，次第に切れ味も良くなっていくことを期待したい．

3.7.4 propensity score は有効か

最後に，観察研究においても無作為化比較試験に類似した状況を「事後的に作り出してくれる」ということで，最近，臨床系の研究者の利用も急増している propensity score（傾向スコア）（たとえば，D'Agostino Jr, 1998）について解説しよう．

2種類の治療法 A, B を比較する臨床研究を考えてみよう．無作為割り付けを実施すれば，予後因子の分布に系統的な差は生じず，治療効果が正しく評価できる．一方，観察研究では治療効果に影響を与えると思われる予後因子の分布がほぼ等しいという保証はない．これらの予後因子群 $(x_1, \ldots, x_p)$ を説明変数として，治療法 A が選択される確率 p をロジスティック回帰分析で推定してみよう．

$$p = \frac{1}{1 + \exp\{-(\beta_0 + \beta_1 x_1 + \cdots + \beta_p x_p)\}}$$

この確率は観察された患者背景（共変量）(observed covariates）をベースにした臨床医の「好み，癖，傾向」(propensity）によって，治療法 A が選ばれる確率をロジスティック回帰モデルでモデル化したものであり propensity score と呼ばれる．この確率が同じでも治療法 A を受けた患者と，治療法 B を受けた患者が存在すればこの二人をマッチングする．このようなマッチングを繰り返し，十分な標本サイズの解析集団を構成できれば，A を受けた患者群と受けなかった患者群の予後因子の分布はほぼ等しくなる．あたかも propensity score で無作為化した臨床試験の状況が作り出されるのである．たとえば，

- マッチドケースコントロール研究（matched case-control study）のマッチングは通常，関連性が強い二，三の共変量で行われるが，その妥当性についてはつねに問題となってきた．これに対し，propensity score でマッチングを行えば，傾向スコアの計算に利用した共変量のすべてでマッチングできる点で優れている．
- 次に，propensity score だけを共変量とした共分散分析を考えてみよう．従来の共分散分析では複数の共変量で調整する方法であるが，propensity score を利用すれば，単一の共変量を利用すればよいという点で便利である．

しかし，良いことばかりではない．

- 同じ共変量群を利用した場合，propensity score を利用した場合と，共変量をそのまま用いた場合は同じ結論が導かれる．
- propensity score は，観測されていない予後因子（unobserved covariates）を考慮できない点が大きな問題点である．一方，無作為化は，すでに解説したように，現在の科学では観測できない未知の予後因子も調整できる点で優れている．

つまり，propensity score を利用した観察研究を行えば，無作為化比較試験は不要，と考えるのは大きな間違いである．

3.8　代表的なプロトコールの例

ここでは，典型的な動物実験，臨床試験，疫学調査などの研究開始にあたって，慎重に検討しなければならない研究プロトコールのポイントを研究の種類ごとに解説しよう．

1）動物実験

目的　：G 種の処理（対照も含む）の作用の比較を行う．

評価項目　：反応物質（濃度）の反応プロファイルの比較．

対象　：それぞれの処理（群）に同数の個体を無作為に割り付ける（random assignment）．効率良く実験するためには同数割り付けるのが基本である．

測定方法　：各個体に対して決められた処理を施してから，実験期間中の効果を経時的に評価するために，処理を施す前（baseline 値）と，それ以降に，それぞれ予め設定された複数の観測時点で反応特性を観測する．

統計解析　：時間，処理，個体差の要因を考慮した分散分析が主体となるが，個体ごとの要約指標を作成して簡単な統計処理（t 検定など）をするほうが見通しが良い場合もある．

2）臨床試験

目的　：2 種類（例：新治療法と標準治療法）の治療方法の効果の比較を行う．

評価項目　：事前に正確かつ精度良く観測可能で治療効果を表現できる治療効果の指標（エンドポイント，endpoint）を決定する．

対象　：試験への選択基準，除外基準を明確にして，それぞれの治療群に同数の個体を無作為に割り付ける．可能な限り，患者も医師も治療の割り付けがわからない二重盲検（double blinded）法を採用する．目的の効果の有無を「**必要最小限の患者数**」で評価できるようにするために必要症例数の計算は必須である．

測定方法　：各個体に対して決められた処理を施してから，試験期間中の効果を経時的に評価するために，治療を施す前（baseline 値）と，それ以降に，それぞれ予め設定された複数の観測時点で反応特性を観測する．

統計解析　：動物実験とは異なり，患者の都合で脱落したり，定められた時点に来院することが不可能な場合も少なくない．したがって，観測時点に縛られない個人ごとの要約指標を解析する計画を立てることが望ましい．

3）前向き疫学調査

目的　：ある要因（例：大気汚染，喫煙）への曝露の健康影響を検討する．

評価項目　：新規症状，死亡などの健康事象（以降，イベントという）の発生リスク比，リスク差を評価する．

対象　：調査対象集団の中から曝露量で G 群に層別する．または，要因への曝露量の違う G 地域からそれぞれ，健康影響を検討するにふさわしい対象を（無作為に）抽出する．仮説を検証できる必要な標本の大きさの見積もりも重要である．

測定方法　：まず，個人（地域）ごとの曝露に関する情報源の妥当性を検討する．健康指標（呼吸器系症状，肺機能検査）を定期的に前向きに追跡調査する．必要に応じてアンケート調査を実施する．

統計解析　：曝露量への無作為割り付けが不可能なため，調査開始時点の属性，生活習慣，健康指標などが交絡因子となる可能性が大きい．その調整のため，ロジスティック回帰分析，Cox の比例ハザードモデルなどの多変量解析を適用する．因果関係を検討するためには用量反応（dose–response）関係の検討は必須事項となる．

4）後ろ向き疫学調査

目的　：ある疾患（例：肺がん）のリスクファクターを検討する．

評価項目　：各リスクファクターの肺がんとなるリスクのオッズ比の推定

対象　：肺がん患者と対照患者を選択して（unmatched or matched sampling），事前に決定したリスクファクターを対象者の記憶，過去の病歴などから後ろ向きに調査する．

測定方法　：アンケート調査（面接，郵送，電話，ウェブ等など）．

統計解析　：前向き調査と同じ意味で，Mantel–Haenszel 法，ロジスティック回帰分析などを使用．

5）過去の症例の分類検討（十分すぎるくらい慎重にデザインすること）

目的　：過去の症例記録を整理して検討する．

評価項目　：疾患の分類と臨床検査値などとの関連性の検討．

対象　：過去の症例記録にある患者．

測定方法　：すでにファイルにあるので特に新しい調査は必要としない．

統計解析　：分散分析と多重比較法．

6）新しい質問表・指標の開発のための調査

目的　：たとえば，QOL（quality of life）評価尺度の検討．

評価項目　：QOL を表現する項目を慎重に検討する．

対象　：対象とする疾患を有する患者．

測定方法　：アンケート調査（面接，郵送，電話，ウェブ等など）．

統計解析　：提案する尺度の信頼性，妥当性を検討する．分散分析，Cohen の一致係数 κ，Cronbach の α 係数，重回帰分析など．

7）クロスセクショナル調査（cross-sectional study）

目的　：いわゆる実態調査．

評価項目　：実態を表す質問項目の作成．

対象　：調査地域における対象条件を満足する住民．

サンプリング法　：無作為抽出を原則とする．

測定方法　：アンケート調査（面接，郵送，電話，ウェブ等など）．

統計解析　：クロス集計，数量化の方法，因子分析など．

もちろんこれ以外にも様々な研究プロトコールがあるだろう．いずれにしても重要なのは事前に「調査方法のデザインから解析方法までを含むプロトコール」を慎重に検討し作成することである．そのための最も優れた参考書は，欧米の一流雑誌に掲載された関連論文の "Materials and Methods" であり，それをよく読むことである．

3.9　研究チームに医学統計学者は必須

医学研究者が統計学的考え方を一通り学習することは，センスの良い研究デザインを考え，効率的な研究成果を生み出すのに必要不可欠である．しかし，統計学的手法の詳細を学習し，自分で計算することはよほどのマニアでない限り不可能である．また，コンピュータの進歩はコンピュータを intensive に駆使した統計技法の開発を促進させており，医学研究者が新しい統計技法を使いこなせる時代ではなくなってきていることも事実である．したがって，極めて簡単な実験，調査を除けば，

統計学のセンス **No.18**

センスの良いデザインとは

エンドポイント，無作為化，交絡因子，バイアス

を十分に考慮した，センスある研究デザインが研究を成功させる必須条件であり，デザイン作成段階から経験ある医学統計学の専門家（medical statistician, biostatistician）に協力を依頼すべきである．欧米の優れた研究チームには必ずといっていいほど医学統計学の専門家がいる．統計解析の結果が論文の主要な結果となる領域では当然であろう．

4

統計解析以前のデータをみる目

4.1 計量データのまとめ方

計量データをまとめるといえば $Mean \pm SD$ と条件反射する読者は重傷である．計量データの特徴は，大きく分けると

- データの「大きさ」
- データの「広がり」

の 2 種類に分類できる．なお，詳しく比較するためにはデータの分布の形状などの要素が必要となる．

前者のデータの「位置，大きさ」を記述する統計量として

- 平均値
- メディアン（中央値）

が使用され，データの「広がり」を記述する統計量として

- $\pm$ 標準偏差（SD）
- (25% 点，75% 点)

などが使用されている．多くの実験，調査では「広がり」には興味なく，「大きさ」に興味があり，したがって，平均値，メディアンの比較が興味の対象となる．

4.1.1 特徴をまとめるのに $Mean \pm SD$ で良いか

日本の研究者に特にみられる特徴であるが，データの要約として「平均値 ± 標準偏差」を無条件に表示する傾向が強い．無条件に平均値と標準偏差を記載することは次にのべる理由から正しくないので，データの性質に応じた適切な統計量を計算すべきである．

いま手元にあるデータが，正規母集団からの無作為標本であると想定できる

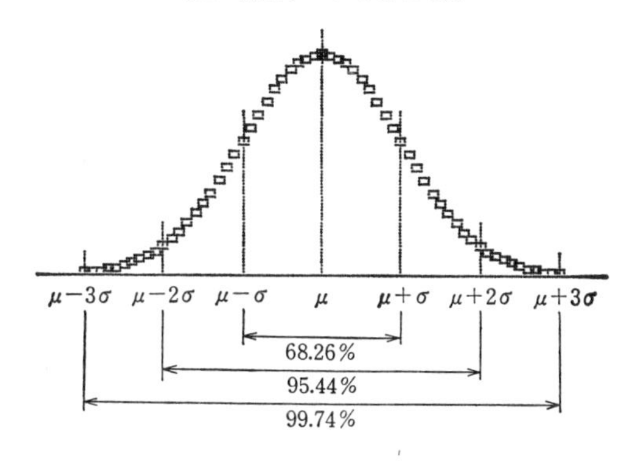

図 **17** 正規分布の 1σ，2σ，3σ のルール

（すなわち，データの分布も正規分布に近い対称な形状を示す）場合には，図 17 に示すように，データのもつすべての情報が「平均値と標準偏差」に縮約されるので $Mean \pm SD$ で表現するのがベストである．つまり，

1）$Mean \pm SD$ に 68.3%

2）$Mean \pm 2SD$ に 95.4%

3）$Mean \pm 3SD$ に 99.7%

という推測が可能となる．

しかし，図 18 に示すような ALT, TG のような検査値では，健常者でも高値に裾の長い非対称な分布型を示すことが知られている．まして，患者データでは分布の非対称性がさらに大きくなることが予想される．このような分布の形状はヒストグラムを描けばわかるが，データ数が少ないと，ヒストグラムを描いてもよく形状はわからない．しかし，その場合でも $Mean$, SD の大きさを観察するだけで分布の形状がわかる場合が多い．例として，表 9 (a) をみていただきたい．HBe 抗原，ALT，Duration of $\cdots$，No. of Cigarettes のデータは

> $Mean$ が SD とほぼ同じくらいか，SD のほうが大きい．

この情報はこれらの分布の形状が高値に裾が長く，非対称な分布をもつデータであることを意味している．この場合には，$Mean - SD$，$Mean - 2SD$ などが負となってしまい計算された $Mean$ と SD の意味がわからなくなってしまうからである．したがって，このようなデータを $Mean \pm SD$ で記述すること

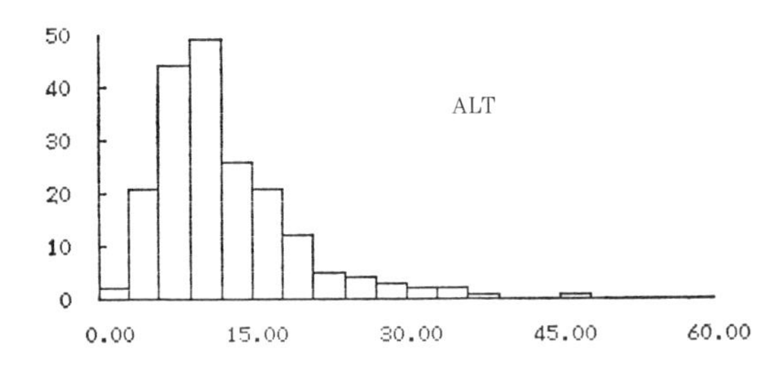

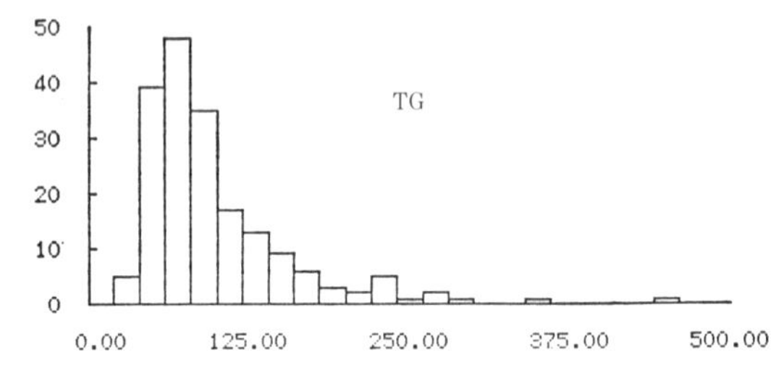

図 18　健常者の ALT, TG 値の分布

表 9　データの要約法

(a)　$Mean \pm SD$ での要約

項　目	$Mean \pm SD$
HBe 抗原	1846.7 ± 2234.4
ALT	235.5 ± 203.6
Duration of …	17.7 ± 28.7
No. of Cigarettes	8.9 ± 10.6
Pulse rate	406 ± 70
BUN	37.7 ± 6.4

注） 本来は例数は記載は必須であるが，ここでは省略

(b)　パーセンタイルでの要約

項　目	Median : [25%, 75%]
HBe 抗原	1435 : [840, 2800]
ALT	187 : [92, 340]
Duration of …	15 : [9, 40]
No. of Cigarettes	7 : [4, 20]

は不適切であるばかりか，それに続く $Mean$ と SD で構成されている t 検定のようなパラメトリック検定で誤った結論を導く可能性が大きい．したがって，

統計学のセンス No.19

平均値 ± 標準偏差の条件

$Mean \pm SD$ と表現できるのは少なくとも，

$Mean > 2SD$ となる必要がある．

それ以外は次に説明するパーセンタイルを利用する．

4.1.2 もっとパーセンタイルを利用しよう

どんな分布であれ，データの分布状況を最も素直に表現するには平均値 ± 標準偏差の代わりに

統計学のセンス No.20

パーセンタイルでの要約

$Median$（25% 点，75% 点）

を利用するのがよい．表 9(a) のデータの一部をパーセンタイル（percentile）で要約すると 9(b) のようになる．この利点はデータの分布状況が正確に把握できることにある．たとえば，HBe 抗原のデータではちょうど真ん中の値が 1435 であり，840 以下に 25%，2800 以上に 25% の個体が存在することを教えてくれる．

図 19 は，慢性肝炎に対するグリチロン錠二号のプラセボ対照二重盲検臨床比較試験におけるエンドポイントである，GPT（現在は ALT）の投与期間中（12 週まで）の投与前値からの変動をパーセンタイルで要約した図である．プラセボ群の投与期間中の変動は，

1）中央値がほぼ 0 で推移し，

2）バラツキも 0 の回りにほぼ対照（25% 点と 75% 点の平均がほぼ 0），

と増加している患者数と減少している患者数が半数ずつで，なるほど「プラセボだ」ということがよくわかる．これに対してグリチロン錠二号の群の GPT 値は

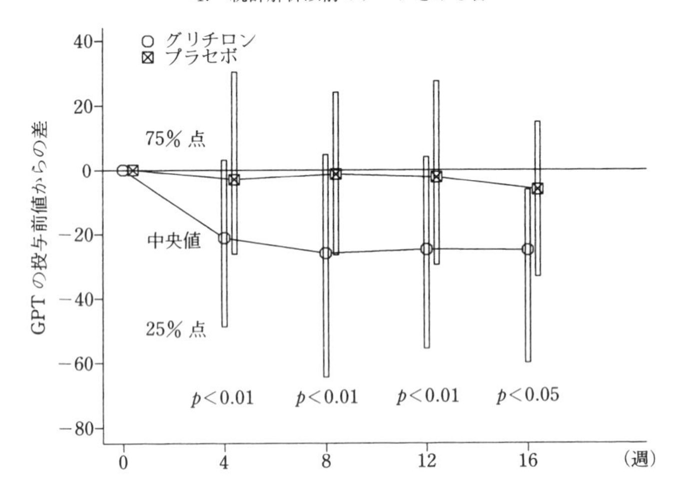

図 19 慢性肝炎に対するグリチロン錠二号の臨床比較試験における GPT 値の変動投与前値を 0 とする．時点ごとの比較は Wilcoxon の順位和検定（Bonferroni 型多重比較を適用，検定はすべて両側）（矢野他，臨床と研究 **66** 2629–44 1989）

1）投与 4 週目から約半数の患者で約 30 単位以上改善している

2）約 75% の患者が減少している

と，改善している「大きさと割合」を教えてくれる．実は多くの統計ソフトには，このパーセンタイルを利用した視覚的表現に箱ひげ図（box-whisker plot）があり，よく利用されている．

4.2 2 値データのまとめ方

反応がある事象の発生の有無，効果の有無，などの 2 値の場合には，調査を進める時間の方向でデータの要約指標が異なることに注意したい．

ここでは，いくつかの誤った事例を紹介しながら基本的なまとめ方についてのべる．

4.2.1 前向き研究の場合

まず，表 10 をみてみよう．この表は C 型慢性肝炎患者に対するインターフェロン治療の結果，「治療前の ALT 値が治療中に正常範囲に戻り，かつ，6 ヶ月

表 10　インターフェロン治療の効果があった complete responder と poor responder との背景因子の比較

Variable		CR 27 patients	PR 35 patients
Sex	Men : Women	15 : 12	23 : 12
Age		48.8 ± 11.6	54.2 ± 9.2
RNA Genotype	1b	7	20
	2a	7	3
	2b	3	2
	others	4	1

間も正常範囲内の値を維持している」いわゆる治療の効果があった complete responder (CR) と，この基準を満たさなず，治療の効果が乏しかった poor responder (PR) の 2 群における治療前の背景因子の要約である．

これは残念ながら誤ったまとめ方である．日本の臨床研究の報告書にはよくこのような「まとめ」が多いことに驚かされる．この誤りの原因としては次の 2 点が考えられる．

1）まずは，Berkson's bias に関する知識がないことである．患者の意志で来院する患者集団の患者背景の分布に関するデータは不偏ではないのである．たとえば，RNA Genotype の割合を例にすると，この割合は「試験の実施された施設が異なると変動する」という意味で解釈できない比率である．したがって，解釈できない比率を比較すること自体，意味のないことである．それは表 11 に示した仮想的な 3 施設での分布をデータをみれば明らかであろう．

2）次に，臨床試験を実施した研究者の頭の中には試験の評価方法が明確に描かれていないことである．CR か PR かは結果であり，臨床試験という prospective study において結果変数で層別するとどのような予測の議論ができるであろうか？

表 10 のような患者背景を検討する目的は「どのような患者群に治療効果が大

表 11 仮想的な 3 施設における RNA Genotype (1b,2a) の分布と治療効果

Clinic	RNA Genotype	Sample Size	Number of Responder	Number of Non-Responser	Percent Responded
A	1b	27	7	20	25.9
	2a	10	7	3	70.0
B	1b	40	8	32	20.0
	2a	40	25	15	62.5
C	1b	60	18	42	30.0
	2a	20	13	7	65.0

きく，どのような患者群に効果が小さいか？」を検討することであろう．すなわち，患者の多様な特性を $(x_1, \ldots, x_m)$ で，治療効果を P で表現すると

$$(x_1, \ldots, x_m) \Rightarrow P$$

という予測モデルとして表現できる．これを 1 変量ごとに表現しようとすれば，表 12 に示すように

統計学のセンス **No.21**

前向きの表現を工夫

各背景因子のカテゴリー別に CR の割合を比較することである．

表 10 をもう一度みてみよう．医学的に重要な情報は CR, PR それぞれの群における RNA Genotype の背景因子の分布ではなく，Genotype 1b における CR

表 12 インターフェロン治療効果の背景因子による層別解析

Variable	Category	CR / Sample Size	%
Sex	Men	15 / 38	39.4
	Women	12 / 24	50.0
RNA Genotype	1b	7 / 27	25.9
	2a	7 / 10	70.0
	2b	3 / 5	60.0
	others	4 / 5	80.0

年齢は層別して層ごとの CR の割合を計算すべきであるが，ここでは省略

の割合が 3 施設ほぼ 25% 前後，Genotype 2a における CR の割合はほぼ 65% となっているという治療効果に関する情報である．その比較指標としては

> **統計学のセンス No.22**
>
> **前向き研究での比較指標**
>
> **割合の差**（proportion difference）**または割合の比**（proportion ratio）

を用いるのである．よく考えれば「なーるほど」となるであろうか？　ただ，上記の予測のより詳細な解析として，ロジスティック回帰分析を適用する場合には，比較の指標がオッズ比となることに注意したい．

4.2.2　後ろ向き研究の場合

次に表 13 をみてみよう．ある地域における現在の C 型慢性肝炎患者と，過去の急性肝炎の流行との関係を調査した後ろ向きケースコントロール研究で，anti HCV Ab (+) へのリスク因子と考えられる過去の生活習慣，病歴を調査して anti HCV Ab (+) の群と，anti HCV Ab (−) の群の 2 群で比較したものである．このまとめ方の問題点は，先程の臨床試験の場合と同様に結果変数である陽性群と陰性群に分類して，それぞれのリスクファクターに曝露している割合を比較している点にある．ここにも Berkson's bias が影を落としている．つまり，この調査が行われた対象は母集団からの無作為抽出ではないし，調査の対象となった地域が変わればリスクファクターの分布も変化するものである．たとえば，輸血歴の有無の割合が anti HCV Ab (+) 群で 16.2%，anti HCV Ab (−) 群で 11.0% であるが，この割合は調査によって変動するもので，推定

表 13　anti HCV Ab (+) と anti HCV Ab (−) の 2 群での背景因子（過去の病歴）の比較

	anti HCV Ab		
Risk factors	+	−	p-value
Past history of blood transfusion	16.2 (%)	11.0 (%)	0.119
Past history of operations	54.6 (%)	38.5 (%)	0.036
···	···	···	···

すること自体意味のない数字である．したがって，解釈できない割合の差，比も当然解釈できない．

この後ろ向きの研究でも，その研究の目的は，anti HCV Ab(+) となるリスクの大きさをそれぞれのリスクファクターに関して推定することにあるはずで，anti HCV Ab (+)，(−) それぞれの群におけるリスクファクターの分布とその差を推定することにあるのではない．ところが，ケースコントロール研究のデータ収集上の性格から，表 5 (p. 46) に示したような p_1, p_2 は推定できないため，前向き研究で推測できるリスク差 $RD = p_1 - p_2$，リスク比 $RR = p_1/p_2$（相対リスク，relative risk）も推測できない．まして，表 13 に示された割合も解釈できないのである．しかし，

統計学のセンス No.23

後ろ向き研究での比較指標

後ろ向き研究ではオッズ比（odds ratio）のみが推定できる

$$OR = \frac{p_1}{1-p_1} \div \frac{p_2}{1-p_2}$$

のである．それぞれのリスク p_1, p_2 が推定できないのに，どうしてその関数であるオッズ比が計算できるのか不思議かもしれないが，ケースコントロール研究から求めたいオッズ比が計算できることはすでに 3.7 節で解説した．たとえば，輸血による陽性リスクのオッズ比は

$$\begin{aligned} OR &= \text{輸血群における陽性オッズ} \div \text{非輸血群における陽性オッズ} \\ &= \text{陽性群における輸血オッズ} \div \text{陰性群における輸血オッズ} \\ &= \frac{0.162}{1-0.162} \div \frac{0.11}{1-0.11} = 1.56 \end{aligned}$$

となる．この場合の有意差検定である χ^2 検定は仮説

$$H_0 : OR = 1 \quad H_1 : OR \neq 1$$

の検定を意味する．通常は検定だけではなく信頼区間を併記する．表 13 をオッズ比の形でまとめなおしたのが表 14 である．この推定値は粗オッズ比（crude

表 14 anti HCV Ab (+) のリスクファクターのオッズ比

Risk factors	Odds ratio	two-tailed p-value*
PH of blood transfusion	1.56	$p = 0.119$
PH of operations	1.92	$p = 0.036$
PH of endemic hepatitis	4.79	$p < 0.001$
PH of liver diseases	6.17	$p < 0.001$

*: 通常は信頼区間も併記するがここでは省略

odds ratio）であり，通常は年齢などの交絡因子で調整した**調整済みオッズ比**（adjusted odds ratio）をロジスティック回帰分析などで推定する．稀少発生事象であればオッズ比は相対リスクとほぼ同じとなる．

4.3 Statistical Analysis Section

医学論文に限ったことではないが，論文で使用した統計学的方法の記述は，読者がもしそのデータが入手できれば，その結果が再現できる程度に詳細に記述する必要がある．中でも次にあげる事項は基本的要素である．

統計学のセンス No.24

Statistical Analysis Section

1）データの要約として $a \pm b$ を利用する場合，その意味を記述する．

2）解析内容（仮説）に応じて適用した統計学的方法を詳細に記述する．

3）検証的な研究では

　a）**主要評価項目**（primary endpoint）とその評価方法を明記する．

　b）研究に要した標本の大きさの根拠を明記する．

4）特に検定に関しては

　a）事前に設定した有意水準を明記する．

　b）**両側検定**（two-tailed）か**片側検定**（one-tailed）かを明確にする．

　c）検定結果は $p < 0.05$ とか $N.S.$（not significant）ではなく，

$p = 0.014$ または $p = 0.266$ のように p 値を明記する.

d) 可能な限り信頼区間も併記する.

e) 図表で多くの検定結果を示している場合には本文とは独立に検定方法を明記する.

Statistical Analysis Section の具体例として以下の *New England Journal of Medicine* の記載例を参考にしたい. 統計用語はイタリックで示した.

Statistical Analysis

Patients who did not meet the eligibility criteria, as determined by a blinded investigator, and who inappropriately received the study medication from the resuscitation team were excluded from the final analysis. *An interim analysis* of survival was performed by the data-monitoring committee after the accrual of each 125 patients, with the *O'Brien–Fleming technique* of grouped sequencial analysis. *The primary endpoint* was initial resuscitation for at least one hour, and the *chi-square analysis with Yates's correction* was used to test the hypothesis that there was no difference between the two study groups. Similarly, *chi-square analysis* was used to test the hypothesis that there was no difference in survival until hospital discharge between the groups. *All P values are two-tailed. Ninety-five percent confidence intervals* were calculated for the absolute difference in survival rates between groups. Difference between groups for the neurologic outcomes - Glasgow Coma Scale score, cerebral-performance category, and modified Mini-Mental State score - were assessed with the *Wilcoxon rank sum test.* Comparison between patients and treatment characteristics were tested with *chi-square, Fisher's exact or Student's t-test* analyses, as appropriate. Survival outcomes in clinically important subgroups (based on the location of the arrest, initial rhythm at the time of advanced cardiac life support, time to receipt of epinephrine, cause of the arrest, and age) were compared with *chi-square or Fisher's exact analyses, with the Bonferroni correction for multiple testing. Logistic regression analysis* was used to control for the possible confounding effects of variables related to survival, and the odds ratio for each survival outcome in each treatment group was estimated after adjustment for all the other variables included in the model. Adjustment was made for the following variables: age; sex; location of arrest; times to CPR and advanced cardiac life support; witnessed or unwitnessed arrest; cause; rhythm; current or past medical diagnoses of circulatory disease, ischemic heart disease, or respiratory disease; and treatment group. (Stiell *et al*, *N Engl J Med* **327** 1045–1050 1992 より引用)

第 II 部：アラカルト編

第 II 部では，研究目的に応じて，データをどのように解析して，どのようにまとめるか，そして最後に，どのように解釈するか，について実際例で解説する．気軽に，しかし，理解できるまで繰り返し読んでセンスを磨いていただきたい．満員電車の中でつり革につかまりながらでも十分読破できる内容と信じたい．

5

平均値の比較

t 検定で代表される平均値の差の検定は最もよく利用される統計手法である．しかし，それだけに，誤用が多いのも事実である．実験の目的，データの性質をよく考えて利用すべきで，なんでもかんでも t 検定を繰り返すことだけは避けたい．

5.1　2群だけの比較

2群だけの比較を考えるケースで登場する代表格は次のとおりである．

1）独立な2群の比較
   - a）平均値が標準偏差の2倍程度あり，データのバラツキの大きさがほぼ同じである場合 $\Longrightarrow$ t 検定（Student's t-test）
   - b）それ以外は $\Longrightarrow$ Wilcoxon の順位和検定（= Mann–Whitney U-test）

2）対応のある2群の比較
   - a）差の分布がほぼ左右対称 $\Longrightarrow$ 対応のある t 検定（paired t-test）
   - b）それ以外は $\Longrightarrow$ Wilcoxon の符号付き順位検定（Wilcoxon signed rank test）

図20に，胎児アロ免疫性貧血における抗 Kell 抗体による赤芽球系前駆細胞の増殖の阻害を，Kell 陽性および Kell 陰性で比較した例（t-test）で，対応のないケースである．図21は heterozygous 患者と性，年齢，血清脂質濃度でマッチングをとった健康成人の血清ビタミン E 濃度の比較（paired t-test）で，対

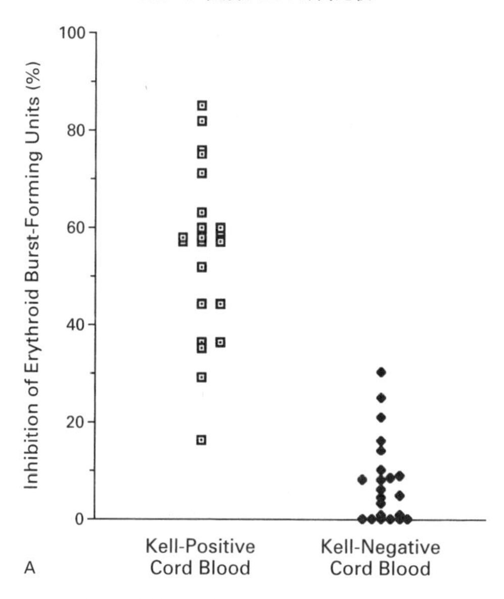

図 **20** (Vaughan *et al, N Engl J Med* **338** 798–803 1988)

応のある例である．図 22 は原発性肺高血圧患者における，長期 epoprostenol 静注による長期療法の肺血管抵抗に及ぼす効果を評価した臨床試験である．短期間ではあるが adenosine 静注の効果も試みている（paired t-test）．同じ患者を追跡している意味で対応のある例といえる．

5.2 3 種類以上の群間比較

例として，表 15，図 23 に対照群を含めた 5 群の動物実験の結果を示す．動物実験では，1）処理の無作為割り付け，2）各処理に同数の動物を割り付ける，ことが基本である．この 5 群（互いに独立な）の平均値を比較する統計解析の基本的手順は次に示すとおりである．

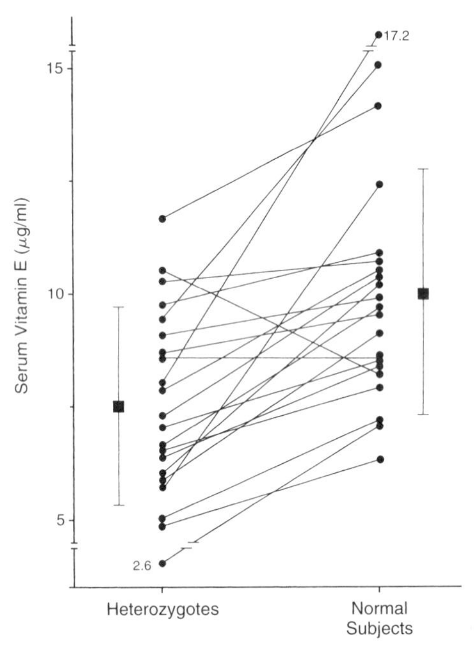

Figure 5. Serum Vitamin E Concentrations in Subjects Heterozygous for the His101Gln Mutation and Normal Subjects.
The dots representing the heterozygotes are each connected to a dot representing a normal subject matched for age, sex, and serum lipid concentrations. The mean (±SD) values for each group are given (squares and bars). To convert values for vitamin E to micromoles per liter, multiply by 2.32.

図 **21** (Takanari *et al, N Engl J Med* **333** 1313–1318 1995)

統計学のセンス No.25

多群比較の基本的手順

① まず，5 群間にまったく差がないか否かの仮説を検定（有意水準 α）するのが基本である．すなわち，

$$H_0 : \mu_1 = \ldots = \mu_5 \text{（5 群の母平均はまったく等しい）}$$

$$H_1 : H_0 \text{は成り立たない}$$

この検討には一元配置分散分析[*a)] (one way layout analysis of variance)，

[*a)] 2 群の場合は t 検定に一致する．

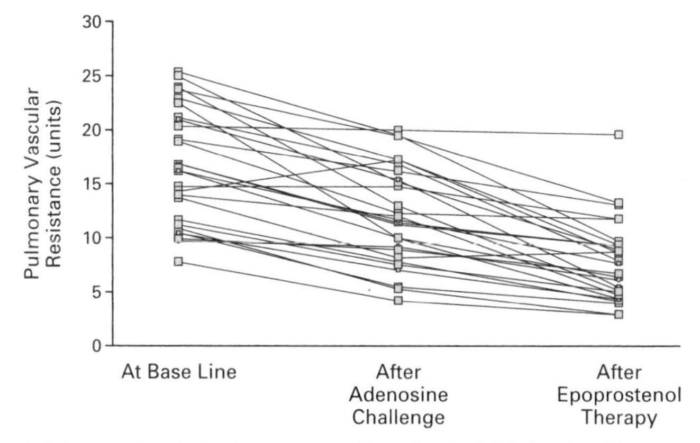

Figure 1. Pulmonary Vascular Resistance at Base Line, after the Administration of Intravenous Adenosine to Test Pulmonary Vasoreactivity, and after Long-Term Epoprostenol Therapy.
In all but one patient, the long-term effects of epoprostenol in lowering pulmonary vascular resistance exceeded the short-term pulmonary vasodilator response to adenosine.

図 **22**　(McLaughlin *et al, N Engl J Med* **338** 273–277 1998)

表 **15**　ネコを用いて，実験的に誘発されたうっ血性心不全（CHF）と右室肥大（RVH）群の比較

群	対　照	CHF	CHFR	RVH	RVHR
n	5	5	5	6	4
心拍数	239±29.07	182±44.72	231±31.30	272±19.60	248±36.00

平均値 ± 標準偏差

注：CHFR，RVHR はそれぞれの疾患を誘発してから 30 日間の回復期間をおいた群である．

または，Kruskal–Wallis の順位和検定を利用する．

② この結果で有意差がなければ，薬剤効果に差はなかったと結論する．

③ 有意差が検出されれば，次のステップとして，作業仮説に基づく「興味ある 2 群間」の差を検討する．特に t 検定を利用する場合には，2 群だけのデータを利用するのではなく「全体のデータを利用した」検定であることに注意したい．また，すべてのペアに対して平均値の差の検定を繰り返すことは，まったくの探索的な実験を除いては，すべきではない．なぜなら，なんの作業仮説もない実験は最低の実験であるから．

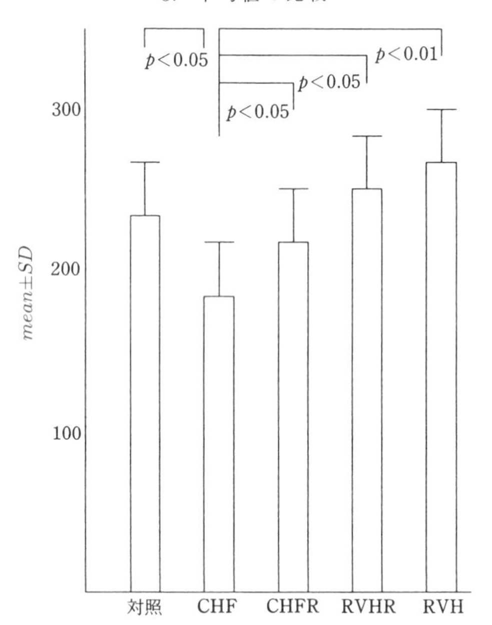

図 23 表 15 のデータのプロット（平均値 ± 標準偏差）と pooled variance に基づく t 検定（両側）の結果

なお，一元配置分散分析を適用するまえに，データのバラツキの大きさ（分散）を検討し，等分散性が大きく崩れる場合には Kruskal–Wallis の順位和検定を利用する．ここで，注意したいのは，多群比較において最初から 2 群比較を繰り返すことは適切ではないことである．なぜなら，有意水準 5% で t 検定を 10 回繰り返すと，まったく差がない状況，つまり帰無仮説

$$H_0 : \mu_1 - \ldots = \mu_m$$

が正しいにもかかわらず，H_0 を棄却してしまう確率が 5% より増加し，たかだか

$$1 - (1 - 0.05)^{10} = 0.40$$

くらいまで増加してしまうのである．これが検定の多重性の問題であり，見かけの有意差がたくさん生産されてしまう．

統計学のセンス No.26
最初から t 検定などで 2 群比較を繰り返さない.

5.3 多重比較法？

一元配置分散分析は，帰無仮説を棄却する確率が名目の有意水準 α であるという意味で，検定の多重性を制御している方法である．しかし，様々な検定仮説に対して，より精密に実質の有意水準を名目の有意水準 α 以内に抑えた多群比較の方法を多重比較法（multiple comparison method）と呼んでいる．最近の統計ソフトの普及で，以前は計算が困難であった各種の多重比較法が容易に利用できる時代となった．これらの方法の特徴は，全体の帰無仮説を検定してから 2 群比較を行う 2 段階法ではなく，検定の多重性を直接に考慮した方法である．Bonferroni の方法，Tukey の方法，Dunnett の方法などの古典的な方法から最近の step down/up 法など，いろいろな方法が利用できる環境が整ってきている．しかし，すべての 2 群間比較を行うといった「最低の実験」，「探索的な検討」を除けば，このような精密な多重比較法の適用が必要となる場面は少ないのである．センスある実験，調査では一つの仮説の検証に必要な検定の回数は最小限にとどめることが要求される．

5.4 見かけは一元配置，実は処理因子が 2 種類の二元配置

図 24 をみてみよう．ここでは 4 群比較の形で 2 群比較を繰り返しているが，よーくみると，2 種類の要因

1）抗体の効果：HBeAg^{+}, anti-HBe^{+}

2）疾患の効果：CH, ASC

が入っている．この場合には一元配置分散分析と 2 群比較を繰り返すのではなく，二元配置分散分析[*1)]（two-way layout analysis of variance）を適用して

*1) 2 要因の一方が 2 カテゴリーである場合，対応のある t 検定に一致する．

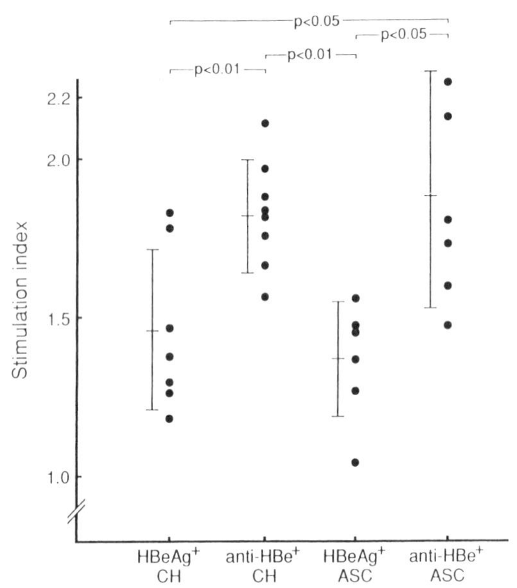

Figure 4. IL-6 production by peripheral blood mononuclear cells (2×10^6 cells/ml) from chronic HBV carriers in HBeAg-stimulated cultures. Vertical bars represent means ± SD.

$$\text{Stimulation index} = \frac{\text{IL-6 production in HBeAg-stimulated culture}}{\text{IL-6 production in medium alone culture}}$$

図 **24**　(Kakumu *et al*, *Gasteroenterol Jpn* **28** 18–24 1993)

次の三つの帰無仮説

1) H_0：(抗体の効果はない)

2) K_0：(疾患の差はない)

3) L_0：　抗体と疾患に交互作用（抗体の効果が疾患により異なる）がない

を検討する．こうすることにより群間比較から各要因の効果を独立に評価することができる．これは実験計画法の基本である．

5.5　薬剤濃度を 3 濃度以上に変えた実験

薬剤濃度を変化させた実験では何を検討したいのかを明確に表現した作業仮説が最も重要である．それによって適用できる統計手法が異なるからである．

典型的な 2 種類の作業仮説（統計用語では対立仮説）は次のようになる．

1）単調反応としての用量反応関係：$\mu_1 \leq \ldots \leq \mu_m$

$\Rightarrow$ Jonckheere の順位和検定，回帰分析

2）対照（最小投与量）群との比較（単調反応は目的ではない）

$\Rightarrow$ t 検定，Wilcoxon の順位和検定，Dunnett の多重比較検定

図 25 は，ビタミン K 欠乏ラットにおいて，抗結核剤 rifampicin を投与し，投与濃度に比例してプロトロンビン時間の延長が認められた例である．図 26 は indomethacin の投与濃度と小腸の潰瘍インデックスの関係を検討した例である．最大投与量の 32 mg/kg 群が 24 mg/kg 群より少々低下している．このような実験では用量反応関係を検討するケースが多い．その場合，対照群，または，最小投与量群との 2 群比較を繰り返すことは避けたい．

統計学のセンス No.27

薬剤投与量と用量反応関係解析の基本

Step 1.　Jonckheere の順位和検定，回帰分析で全体としての単調反応の傾向性を検討する．

Step 2.　反応のパターンを探索する．たとえば，単調増加型，飽和型，ベル型など．

（注）用量反応関係の検討に「濃度 0 である対照群」を含めることは一般に適切ではない．なぜなら用量反応曲線の外挿上に濃度 0 の反応がある保証はないからである．

5.6　調査データの 3 群以上への分類・比較

図 27 は炎症性 bowel disease（2 疾患）の患者と健康成人との sP-selectin と sE-selectin の血清濃度を比較したものである．図 28 は，慢性肝疾患（3 疾患）患者と健康成人の 4 群における血漿 VEGF 濃度を比較したものである．このようなデータの特徴は，事後的な分類のため，ある群の症例数が非常に多くなったり，極めて少なくなったりして，例数が偏り，等分散性も満足することも稀で

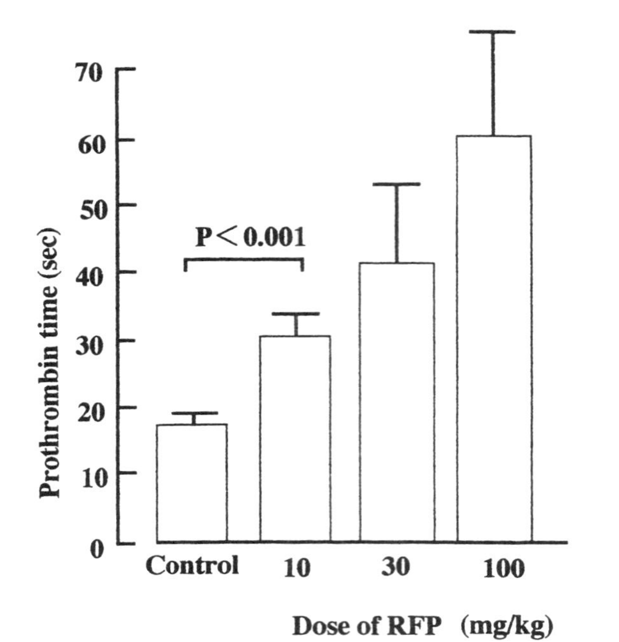

図 25 (石井他，日消誌 **94** 389–397 1997)

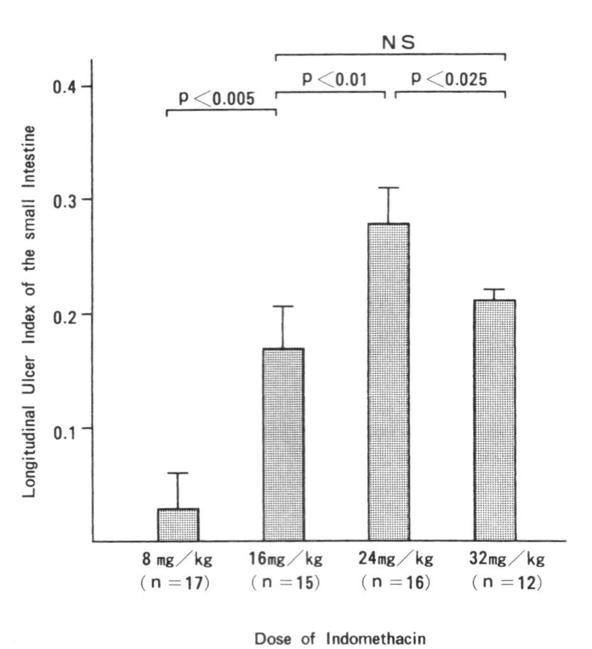

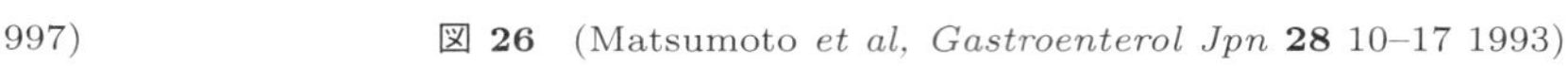

図 26 (Matsumoto *et al*, *Gastroenterol Jpn* **28** 10–17 1993)

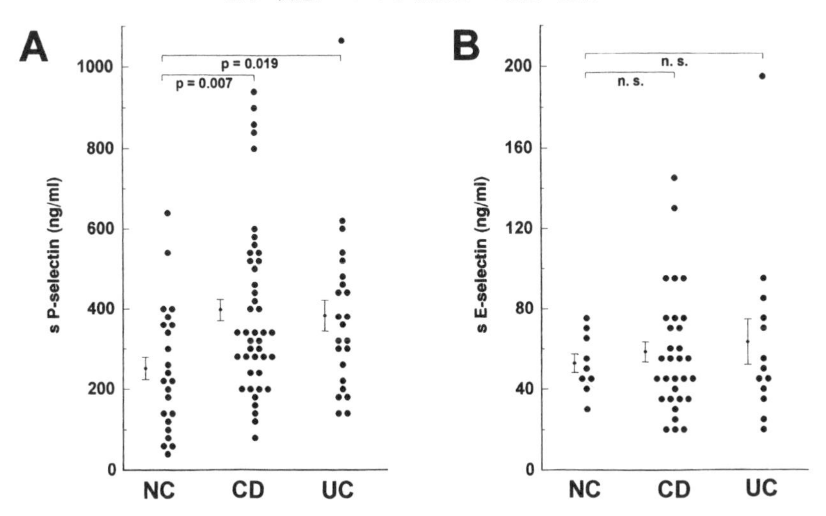

Fig. 1A,B. Serum concentrations (means ± SE) of **A** soluble P-selectin and **B** soluble E-selectin of normal controls (*NC*) and patients with Crohn's disease (*CD*) and ulcerative colitis (*UC*). Differences between patient and control groups are indicated (*P*, Mann-Whitney *U*-test value; *n.s.*, Not significant)

図 **27** (Goke *et al, J Gastroenterol* **32** 480–486 1997)

あり，したがって，名義尺度で分類された場合には全体の一様性の検定は仮説

$$H_0 : \mu_1 = \ldots = \mu_m$$

$$H_1 : H_0\text{は成り立たない}$$

を Kruskal–Wallis の順位和検定で行い，次に Wilcoxon の順位和検定が多用される．しかし，図 29，図 30 のような重症度，Stage 分類など，の順序尺度による分類では，多群比較というよりは，重症度が上がるに従って平均値が増加するか否かという傾向性の対立仮説

$$H_1 : \mu_1 \leq \ldots \leq \mu_m$$

の検討が研究の主目的であるケースも少なくない．このような場合には，2 群比

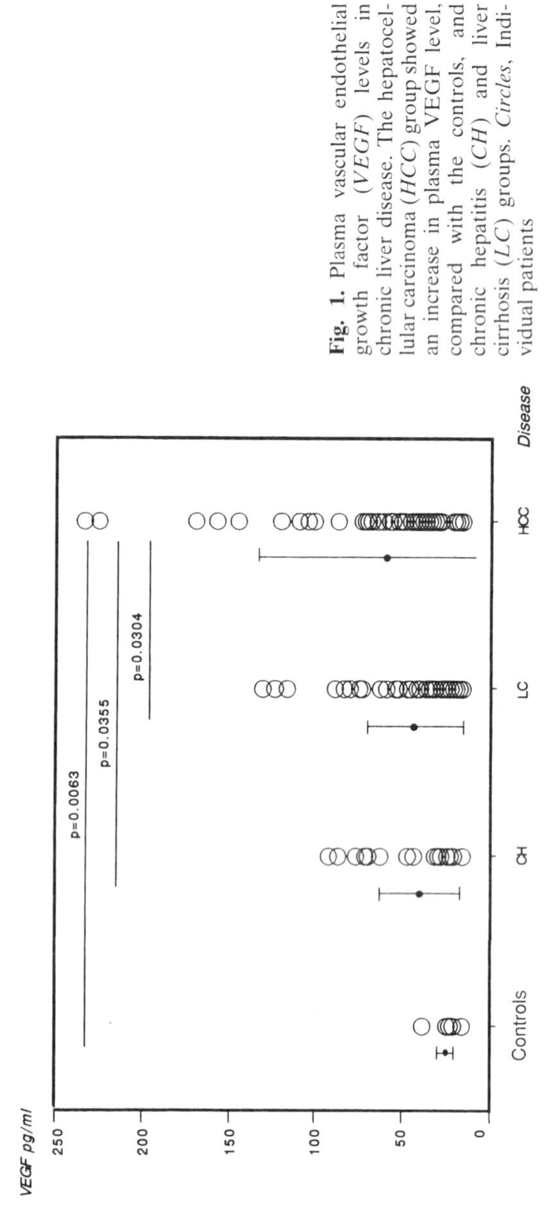

Fig. 1. Plasma vascular endothelial growth factor (*VEGF*) levels in chronic liver disease. The hepatocellular carcinoma (*HCC*) group showed an increase in plasma VEGF level, compared with the controls, and chronic hepatitis (*CH*) and liver cirrhosis (*LC*) groups. *Circles*, Individual patients

図 **28** (Jin-no *et al*, *J Gasteroenterol* **33** 376–382 1998)

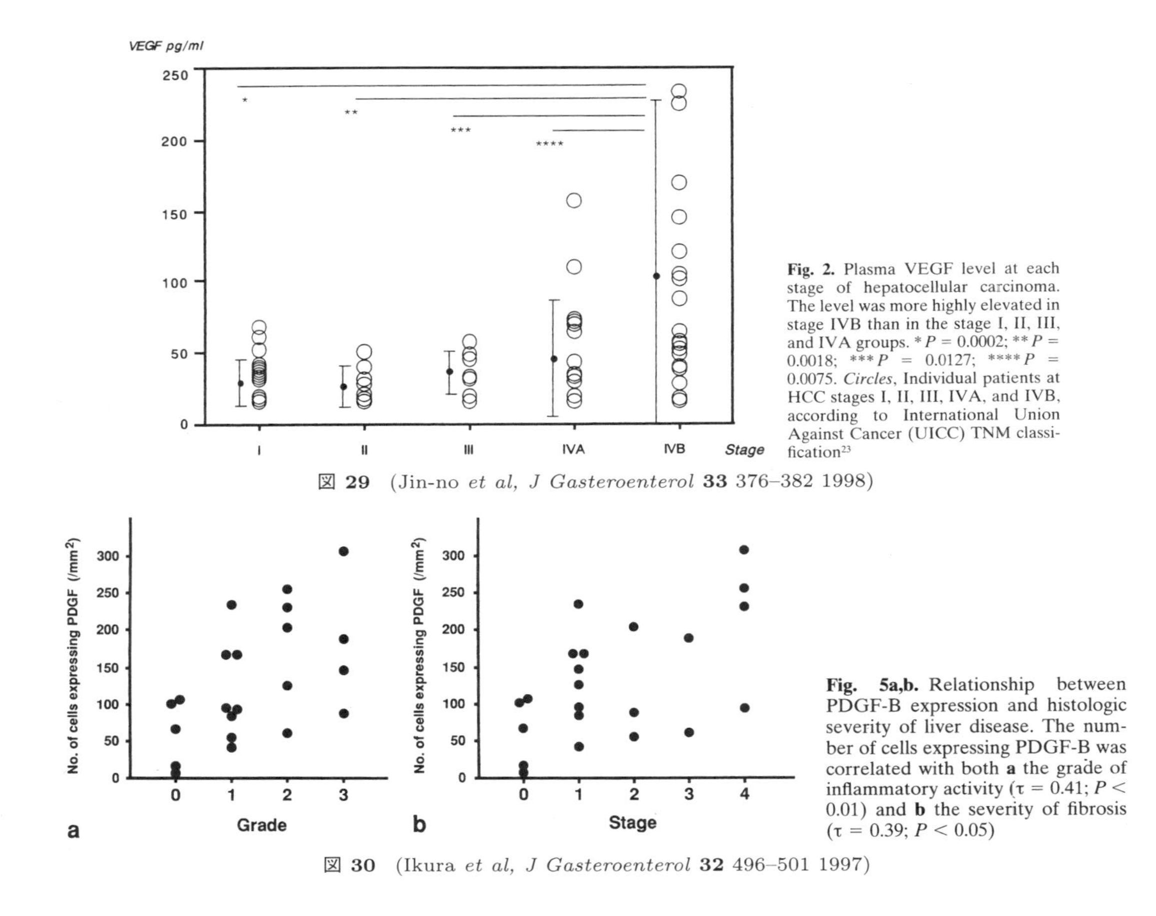

図 **29**　(Jin-no *et al*, *J Gasteroenterol* **33** 376–382 1998)

図 **30**　(Ikura *et al*, *J Gasteroenterol* **32** 496–501 1997)

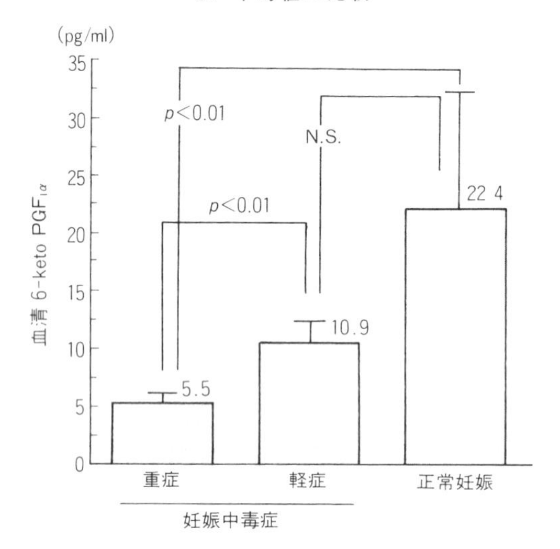

図 **31**　正常妊娠，軽症/重症中毒症における血清中 PGI_2 濃度 (佐藤他，臨床検査 **41** 777–782 1997)

較の繰り返しではなく，Jonckheere の順位和検定，Kendall の順位相関係数，Spearman の順位相関係数などを利用する．図 31 には，妊娠中毒症と正常妊娠との血清 PGI_2 濃度の比較において，2 群比較を 3 回繰り返した結果が示されているが，

$$重症中毒症 < 軽症 < 正常妊娠$$

の順に血清 PGI_2 濃度が増加するか，否かという傾向性を検討するのが主目的であれば三つの 2 群比較は適切ではない．

5.7　経時的繰り返し測定データの解析

ある物質の作用，薬剤の効果を動物実験，臨床試験などで検討する場合，投与してから一定期間，または投与期間中，反応特性値の時間変動を観察することが多い．ここで考える動物実験，短期の臨床試験における基本的な研究デザインは，次のとおりである．

統計学のセンス No.28

経過観察の研究デザインの基本

目的　：G 種の物質の作用の比較を行う．

対象　：それぞれの処理（群）に同数の個体を無作為に割り付ける．効率良く実験するためには同数割り付けるのが必須である．

測定方法　：各個体に対して決められた処理を施してから，実験期間中の効果を経時的に評価するために，処理を施す前（baseline 期間）と，それ以降に，それぞれ予め計画された複数の観測時点で反応特性を観測する．

臨床研究では，患者の脱落，観測時点のずれ，患者が来院しなかった，調査対象者が検診に来なかったことによる欠測値の発生など，対象全員の調査時点のデータがそろっていることは稀である．したがって，繰り返して測定する目的を明確にし，その研究目的にふさわしい個体ごとの評価指標と解析方法を事前によく検討しなければならない．

典型的な例として，図 32 に右室梗塞患者に対する血管形成術により再還流が成功した群（上の折れ線）と，奏功しなかった群（下の折れ線）での自由壁運動を評価したスコアの平均値の推移を示す．この図では

1）群内比較として測定時点ごとに一時点前の測定値との差を「対応のある t 検定」で，

2）群間比較として測定時点ごとに t 検定，

を適用している．前者の目的は「スコアが減少し続けている」か否かを検討するためである．

図 33 には，慢性肝炎に対するグリチロン錠とプラセボの二重盲検臨床比較試験において，主要評価項目（エンドポイント）である GOT（現在は AST）と GPT（現在は ALT）の治療開始から 4 週ごと・薬剤群ごとの検査値の中央値の推移，投与前値からの差の中央値の推移を示す．薬効差は「投与開始値からの差」を指標として，観測時点ごとに 2 群間の差に「Wilcoxon の順位和検定」を適用している例である．ただ，この場合は，時点ごとに検定を繰り返す検

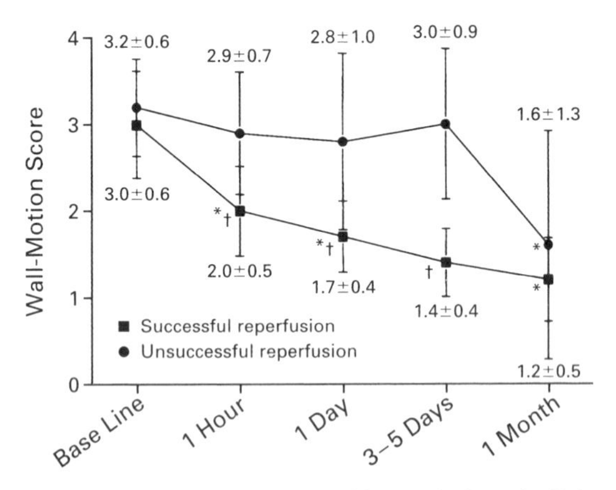

Figure 3. Mean (±SD) Changes over Time in the Score for Right Ventricular Free-Wall Motion in Patients with Successful Reperfusion and Those with Unsuccessful Reperfusion.
An asterisk denotes P≤0.01 for the comparison with the most recent score in the same group. A dagger denotes P≤0.02 for the comparison between groups at one point in time.

図 **32** (Bowers *et al, N Engl J Med* **338** 933–940 1998)

定の多重性を調整するためにBonferroniの方法を用いている（4時点で検定を繰り返しているので有意水準を α とすると各時点の有意水準を $\alpha/4$ と設定）．GPTの検査値の相対的推移の図は図19 (p.64) と同じものである．

この二つの例はいずれも，時点ごとに検定を繰り返す「通常の，しかし，決して無条件には薦められない」方法である．薬剤，手術などの効果を検討する場合は，対象患者の多くに主要評価項目が「効果があれば下がる（上がる）」という単調性が期待でき，またどの時点から効果が現れ始めたかということも検討する意味では，時点ごとに効果を評価することも理解できよう．しかし，うつ病に対する3種類の治療法の効果をHamiltonスコアの推移で比較した図34の事例はどうだろうか？ プラセボとtrazadoneとの比較で，投与後7日 ($p < 0.05$) と投与後28日 ($p < 0.01$) では有意な差が観察されたが，それ以外の観察日では有意差は認められていない．こうなると，研究者の都合の良い有意差のある時点に注目して「有意な効果があった」という結論を導きやすい．これは困ったことになる．

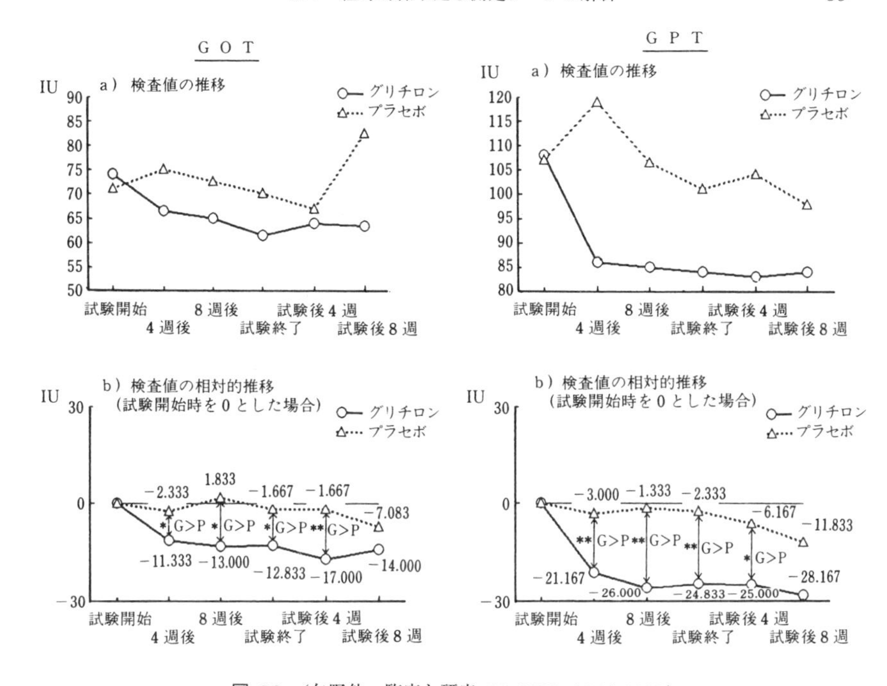

図 **33** (矢野他，臨床と研究 **66** 2629–2644 1989)

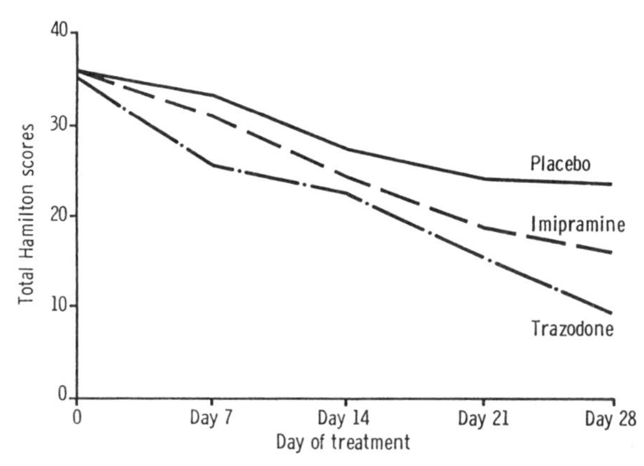

Mean total Hamilton scores at 7-day intervals for three treatment groups of depressed patients

図 **34** (Feighner, *J Chn Psychiatry* **41** 250–255 1980)

一方で

統計学のセンス No.29

平均値（中央値）を結ぶ平均反応プロファイルはその群を代表する反応プロファイルとは限らない

ということに注意しなければならない．患者個人個人はバラバラな反応プロファイルを示しているのに，平均値で表現してしまうと，なんとなくもっともな「一つの曲線」が描かれてしまう点が危険な誘惑となる．まずは個人個人の反応プロファイルを観察することが大事である．ほぼ全員が同じようなプロファイルを示していれば問題はないが，1）そうでない，2）事前にはどのようなプロファイルとなるかが予想がつかない，などの場合には「**平均反応プロファイル**（mean response profile）」での検討は避けるべきであろう．その場合に解釈が容易で有効な方法として推薦したいのは，個人の反応プロファイルを要約した「**要約指標**（summary measure）」をエンドポイントとすることである．その代表格が薬剤の体内動態を調べる試験であろう．図 35 には，胃酸の分泌を抑制するプロトンポンプ阻害剤である，pantoprazole の単回投与試験における血清中未変化体濃度の推移の例を示す．まず群ごとの平均プロファイルを図 35 (a) に示すが，そこで時点ごとに比較（検定）するのではなく，(b) に示すように，薬物動態モデルから導かれる四つのパラメータ（要約指標）

1）$C_{\max}$：最大血中濃度

2）$T_{\max}$：ピークまでの時点

3）AUC：曲線下面積

4）$T_{1/2}$：半減期

を個人ごとに計算して，群ごとに「平均 ± 標準偏差」でまとめて比較する点がポイントである．この例では，濃度と $C_{\max}$ との関係が見事にほぼ直線性を示していることが図 35 (c) でわかる．

図 36（上）は，calcitonin の効果を「空腹時胆嚢容積の相対変化率」で調べた動物実験で，プラセボを含めて用量を変えた 4 群の経過観察を示す．この図では観察時点ごとにプラセボとの比較を，多重比較法の一つである Scheffe の検定で繰り返している．さらに，図 36（下）には要約指標として，100%まで

(a)

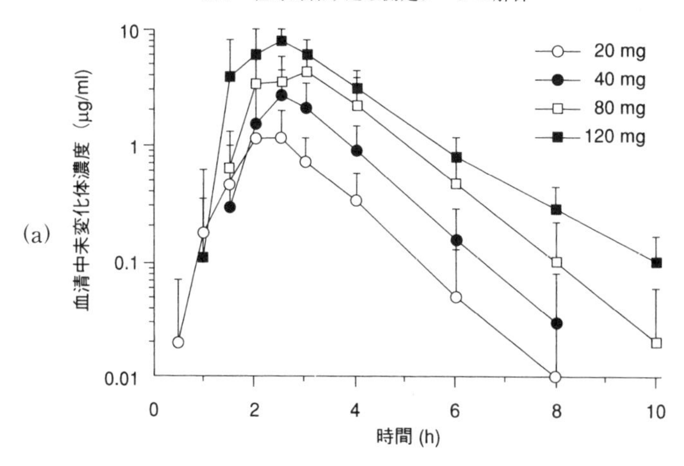

(b)

Dose (mg)	Cmax (μg/ml)	Tmax (h)	AUC(0-inf) (μg·h/ml)	$T_{1/2}$ (h)	備　考
20	1.77(0.88)	1.92(0.58)	2.71(1.15)	0.74(0.16)	同一被験者
40	3.36(1.44)	2.25(0.42)	5.74(2.43)	1.00(0.18)	同一被験者
80	6.02(1.29)	2.42(0.49)	11.82(3.85)	1.02(0.17)	同一被験者
120	9.25(1.33)	2.17(0.41)	21.54(5.05)	1.16(0.15)	

用量および濃度はフリー体換算　　平均（標準偏差）：n＝6

(c)

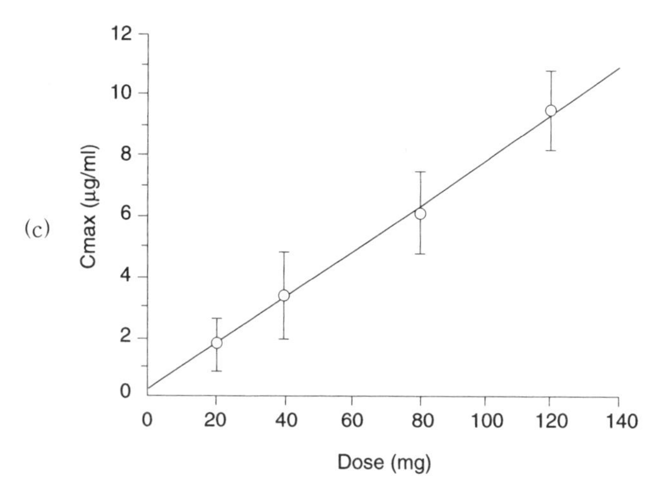

図 35 pantoprazole の体内動態試験．(a) 血清中 pantoprazole 未変化体濃度の推移，(b) 薬物動態パラメータ，(c) 投与量と $C_{\max}$ との関係 (Tanaka *et al, Int J Clin Pharmacol Ther* **34** 415–419 1996)

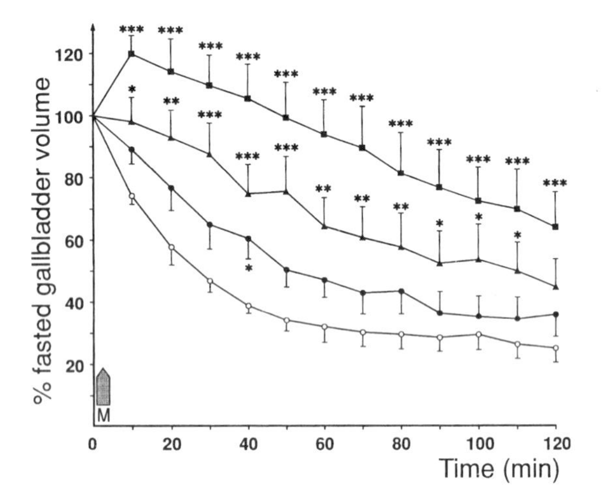

Fig. 1. Effect of peripherally given calcitonin on meal (*M*)-induced gallbladder emptying. Placebo (*circles*) or calcitonin 3.6 (*dots*), 18.0 (*triangles*), or 90.0 (*squares*) pmol·kg^{-1} was administered i.v. just before the feeding of the dogs. $^{*}P < 0.05$; $^{**}P < 0.01$; $^{***}P < 0.001$, significant differences versus placebo condition (repeated measures ANOVA followed by Scheffé's test)

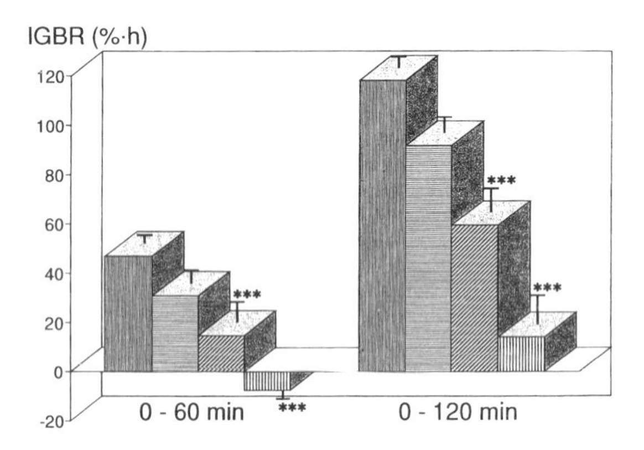

Fig. 2. Integrated gallbladder emptying response (*IGBR*) after i.v. administration of placebo (*close vertical lined bars*) and calcitonin at doses of 3.6 pmol·kg^{-1} (*horizontally striped bars*), 18.0 pmol·kg^{-1} (*diagonally striped bars*), or 90 pmol·kg^{-1} (*wide vertical lined bars*). $^{***}P < 0.001$ versus placebo condition (repeated measures ANOVA followed by Scheffé's test)

図 **36** (Jonderko *et al*, *J Gastroenterol* **32** 380–388 1997)

FIGURE 1. Mean percent changes in serum lipids during 26 weeks of treatment with pravastatin or placebo in 946 patients with primary hypercholesterolemia. HDL = high-density lipoprotein; LDL = low-density lipoprotein.

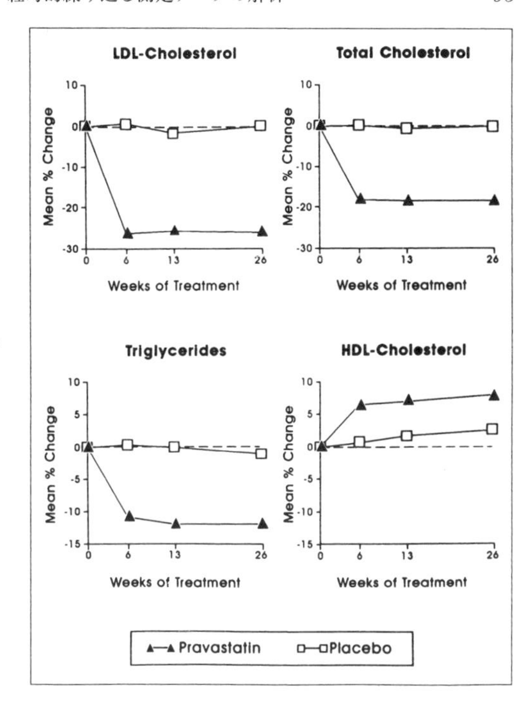

図 **37** (The Pravastatin Multinational Study Group, *Am J Cardiol* **72** 1031–1037)

の曲線上面積（*AUC* と同じ）を計算してプラセボとの比較を Scheffe の検定で行った例である．この分野ではこの指標を integrated gallbladder emptying response と呼んでいる．

一方，臨床試験では

1) 投与開始時点の値と最終投与時点の値との差の平均変化量（mean change from baseline），平均変化率（mean percent change from baseline）
2) 個人ごとの単位時間あたりの減少（増加）量（もちろん，線形に減少，増加が期待されるケースであり，回帰直線の傾きとして算出）

などが要約指標の代表選手である．図 37 には，原発性高コレステロール血症患者に対する抗高脂血症剤プラバスタチンとプラセボを比較した，臨床試験での四つの検査値の経過観察の例を示す．表 16 はその統計解析をまとめたものである．最終投与時点である第 26 週時点での平均変化率を t 検定で比較している．同様に図 38 は，前立腺肥大症患者の尿路症状改善薬として知られている，

表 16 (The Pravastatin Multinational Study Group, *Am J Cardiol* **72** 1031–1037)

TABLE II Effect of Treatment on Lipid Concentrations at Week 26

Lipids	No.	Pravastatin Mean ± SEM (mmol/L)	No.	Placebo Mean ± SEM (mmol/L)	Between-Treatment p Value
LDL cholesterol*					
Baseline	499	4.69 ± 1.05	510	4.66 ± 1.09	
Week 26	459	3.47 ± 0.75	458	4.66 ± 0.92	
% Change		−26.01		0.00	<0.001
Total cholesterol					
Baseline	521	6.81 ± 0.78	529	6.87 ± 0.83	
Week 26	483	5.55 ± 0.82	468	6.86 ± 0.91	
% Change		−18.50		−0.15	<0.001
Triglycerides					
Baseline	520	1.77 ± 0.82	525	1.86 ± 0.86	
Week 26	483	1.56 ± 0.74	468	1.84 ± 0.86	
% Change		−11.86		−1.08	<0.001
HDL cholesterol					
Baseline	500	1.14 ± 0.35	510	1.15 ± 0.39	
Week 26	459	1.23 ± 0.37	458	1.18 ± 0.35	
% Change		7.90		2.61	<0.005

*Calculated according to the following formula: LDL cholesterol = total cholesterol − (0.45 triglycerides + HDL cholesterol) in mmol/liter.
HDL = high-density lipoprotein; LDL = low-density lipoprotein.

finasterideの長期効果を確認するためのプラセボ対照二重盲検無作為化並行群間比較臨床試験で，その効果を症状スコア，前立腺容積で評価したものである．解析方法は個人ごとの最後のデータを用いて，図 38 に示されている平均変化(率）を t 検定で比較している．

図 39 には，インスリン非依存型糖尿病患者において経口糖尿病薬であるtroglitazone（2000 年に発売中止）の 2 用量と，プラセボを比較した無作為化並行群間比較臨床試験における空腹時グルコースの経過観察を示す．表 17 に示す結果は，エンドポイントである「観察期間の 8 週の 5 回の測定値の平均値（baseline）− 治療期間の 24〜26 週の 2 回測定値の平均値」を，「参加施設，baseline 値」を共変量（交絡因子の可能性のあるもの）とした共分散分析(analysis of covariance）で解析したものである．

図 40 には HIV 陽性患者に対する interleukin-2 の抗レトロウイルス治療併用効果を検討した臨床試験で，代表的な免疫指標である CD4 数，CD4%，CD8 数，CD8% の経過観察を示した．表 18 はこのデータの統計解析結果である．個人ごとの単位時間あたりの増加（減少）量をエンドポイントとしたもので，個人ごとに観察時間に対する回帰直線を計算し，その傾きの平均値（mean slope)

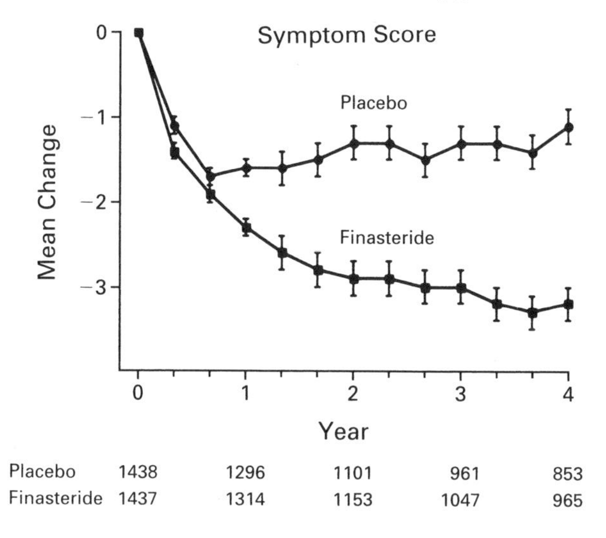

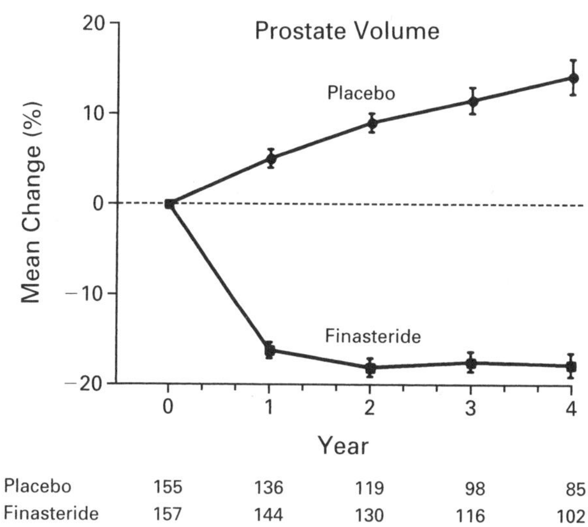

Figure 3. The Effect of Finasteride or Placebo on Symptom Scores (on the Quasi-AUA Symptom Scale), Prostate Volume, and Maximal Urinary Flow Rate over Time.

Values are mean (±SE) changes from base line. The numbers below the panels show the numbers of patients with valid data who remained in the study.

図 **38** (McConnell *et al, N Engl J Med* **338** 557–567 1998)

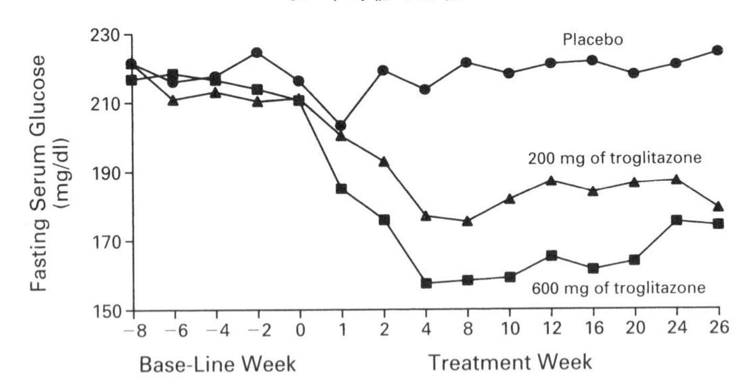

Figure 2. Mean Serum Glucose Concentrations during Fasting in Patients with Type II Diabetes during the Base-Line Period and during Treatment with Troglitazone or Placebo.
To convert values for glucose to millimoles per liter, multiply by 0.056.

図 **39** (Schwartz *et al, N Engl J Med* **338** 861–866 1998)

表 **17** (Schwartz *et al, N Engl J Med* **338** 861–866 1998)

TABLE 2. ADJUSTED MEAN CHANGES FROM BASE LINE IN GLYCOSYLATED HEMOGLOBIN VALUES, FASTING SERUM GLUCOSE CONCENTRATIONS, AND DAILY INSULIN DOSE AFTER 24 TO 26 WEEKS OF TROGLITAZONE THERAPY IN PATIENTS WITH TYPE II DIABETES.*

VARIABLE	200 mg OF TROGLITAZONE	600 mg OF TROGLITA-ZONE	PLACEBO
Glycosylated hemoglobin (percentage points)	−0.8†	−1.4†	−0.1
Fasting serum glucose (mg/dl)‡	−35†	−49†	+0.8
Daily insulin dose (% change)	−11†	−29†	+1

*Values were adjusted for study center and base-line value.

†P<0.001 for the comparison with placebo.

‡To convert values for glucose to millimoles per liter, multiply by 0.056.

の差を Wilcoxon の順位和検定で，また交絡の可能性のある「baseline 値，他の変数」を調整するために共分散分析で，Wilcoxon の検定の結果を確認している．

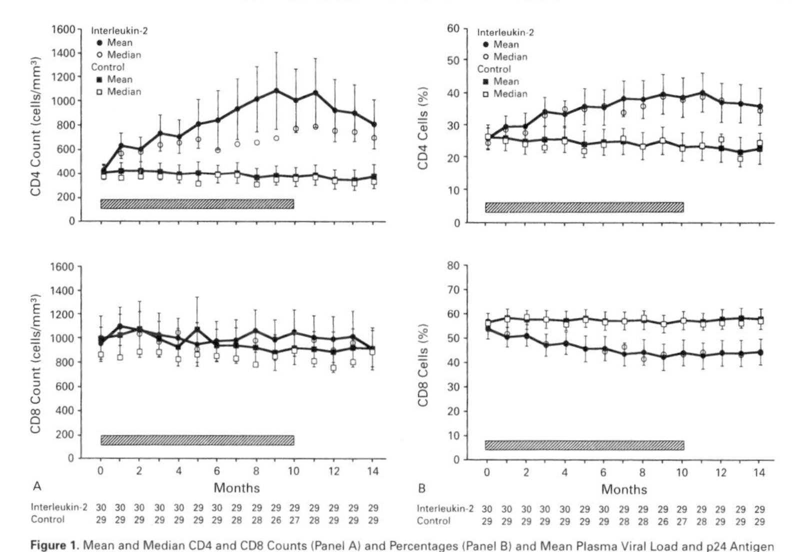

Figure 1. Mean and Median CD4 and CD8 Counts (Panel A) and Percentages (Panel B) and Mean Plasma Viral Load and p24 Antigen Level (Panel C, facing page) in the Interleukin-2 and Control Groups during the 14 Months of the Controlled Study.
The error bars represent ±2 SE and approximate the 95 percent confidence intervals. Values at month 0 (base line) are the means of three values measured before the beginning of the study. The shaded bars represent the times during which interleukin-2 was administered (month 0 to month 10). One patient received his sixth cycle of interleukin-2 at month 11. The numbers at the bottom of the panels indicate the numbers of patients for whom data were available.

図 **40** (Kovacs *et al, New Engl J Med* **335** 1350–1356 1996)

ただ，この例では，

1) 個人ごとに「単位時間あたりの増加（減少）量」を線形回帰で推定し，

2) 次に，推定された「傾き」の平均値を比較する

という，2段階の手続きを踏んでいる．これらの解析を一度に済ませる方法が，個体差を変量効果 (random-effects) で表現した，次の線形混合効果モデル (linear mixed-effects model) である：

$$y_i = (y\,\text{切片の個体差})_i + ((\text{傾きの個体差})_i + \beta x_i)\ t + (\text{誤差}),\ i = 1, \ldots, n$$

ここに t は時間変数である．すなわち，個体ごとに免疫指標の経時的変動を線形回帰で表現するモデルで，ベースライン時点，すなわち，y 切片の個体差と傾きの個体差を同時に表現したモデルである．薬剤群（新薬群=1, 対照群=0）を表す変数を x とすると，係数 β が新薬の対照薬に対する治療効果である．この線形混合効果モデルは個体差を変量効果で柔軟に表現できるモデルとして，最

表 18 (Kovacs *et al*, *New Engl J Med* **335** 1350–1356 1996)

TABLE 3. CHANGES IN IMMUNOLOGIC AND VIROLOGIC MEASURES ACCORDING TO STUDY GROUP.*

VARIABLE	INTERLEUKIN-2 GROUP (N=30)	CONTROL GROUP (N=29)	P VALUE†
	mean ±SE		
Hematologic measures			
White-cell count (cells/mo)	67.8±21.8	−37.4±14.7	<0.001
Polymorphonuclear-cell count (cells/mo)	21.8±11.7	−22.7±10.6	0.006
Lymphocyte count (cells/mo)	30.0±13.7	−16.9±6.4	0.004
Immunologic measures			
CD4 count (cells/mo)	36.7±9.4	−4.8±1.6	<0.001
CD4 percentage (/mo)	0.86±0.20	−0.26±0.08	<0.001
CD8 count (cells/mo)	−5.3±6.4	−8.8±4.3	0.65
CD8 percentage (/mo)	−0.64±0.13	0.14±0.08	<0.001
CD4 cells expressing CD25			
No. (cells/mo)	29.9±6.1	−0.2±0.7	<0.001
Percentage (/mo)	1.04±0.18	−0.01±0.02	<0.001
CD8 cells expressing HLA-DR			
No. (cells/mo)	−9.1±2.9	−4.5±2.5	0.23
Percentage (/mo)	−0.48±0.10	0.12±0.10	<0.001
Virologic measures			
p24 (log pg/mo)	0.004±0.005	0.004±0.005	0.99
HIV RNA (log HIV RNA copies/mo)	0.011±0.005	0.019±0.006	0.35

*Data are expressed as the mean (±SE) slope of the indicated measure over time.

†P values were not adjusted for multiple comparisons.

近その利用が増加している[*2)].

また，図 39 の例では，多くの事例がそうであるように，「ベースライン期間の 5 回の測定値の平均値，治療期間の 2 回の測定値の平均値をそれぞれ計算して，実質，一つのデータに絞り込み，ベースライン 1 回，治療期間 1 回の「1：1 デザイン」(pre-post デザイン) となっている．しかし，この方法では，統計学的推測の三原則の一つ「反復測定」が生かされず，その結果，欠測データの影響をもろに受け，LOCF (last observation carried forward) がはびこる原因を作り出している．したがって，経時的繰り返し測定データ (repeated measures data) の解析では，

1) 欠測値の扱いが柔軟にできる．

*2) 初心者には少々難しいかもしれないので，適当に読み飛ばしてほしい．

2) 計画された測定時点以外の時点で測定されたデータの取り扱いが柔軟にできる

点が重要となり，定常性が仮定できるベースライン期間に S 回，定常性がほぼ仮定できる治療効果の評価期間に T 回の繰り返し測定を行う $S:T$ デザインが望ましい．その解析法は個体差を変量効果で表現し，欠測データを無視できる（欠測した時点のレコードだけを除く）線形混合効果モデルである[*3)]．図 39 の例でも，それぞれの期間の測定値の平均をとるのではなく，ベースライン 5 回，治療期間 2 回のデータを合計 7 回の繰り返し測定データとして利用すればよい．これらのモデルは統計ソフト SAS, R, Stata などで実行できる（丹後，2015; Tango, 2017）．

最後に，まだ解説していない方法も含めて，経時的繰り返し測定データの解析の方法をまとめてみよう．

1) 平均プロファイルで評価する方法
   a) 時点ごとに群間比較する．
      観察時点ごとに評価する意義を明確にする．t 検定，Wilcoxon の順位和検定などが利用できる．評価を繰り返しているので，全体を通して，唯一の評価だけが必要な場合には適さない．ただ，特別な条件下では，Bonferroni 型多重比較法を適用して，唯一つの評価を下す基準の作成は可能である．
   b) 経時的繰り返しデータの線形混合効果モデル
      この方法の概略は上述したとおりであるが，その適用にあたっては，線形混合効果モデルへの十分な理解が必要であるので，医学統計学の専門家の協力が必要である．
2) 個体別の反応プロファイルに基づいて評価する方法
   a) 個体ごとのプロファイルから事前に決めた要約指標を計算し，それで群間比較を行う．
   b) 個体ごとの反応プロファイルを分類する方法
      日常の診療でよく経験するように，同じ薬剤を投与しても患者に

---

*3) 正規分布に従わないエンドポイントには一般化線形混合効果モデルを適用できる．

よって反応プロファイルは大きく異なる．薬に反応して検査値が改善方向へ変動する者もいれば，検査値の変化のあまりみられない者，さらには，期待に反して悪化の方向へ変動する者までいるからである．この個体差（heterogeneity）は純系の動物を少数使用する実験では見過ごされやすいが，例数の多い臨床試験，疫学調査などでは無視できない．このような状況に対処するためには，改善の程度をいくつかのカテゴリー，たとえば，「著明改善，改善，不変，悪化，著明悪化」と分類する方法が考えられる．もちろん，従来の主治医判定のような主観的な要素が強いのも適切でなく，誰が評価しても（ある程度）同じ評価が可能な基準の標準化を工夫することが重要である．しかし，反応プロファイルの判定基準を事前に決定するのが容易でない場合も少なくない．その場合には，統計学的に最適な分類をしてくれる方法を利用する．

反応プロファイルを分類する方法の一つに Tango の方法 (Tango, 1998, 2017; 丹後，2015）がある．表 19 と図 41 にはその実例を示す．慢性肝炎患者を対象として「$\log(GPT)$ の減少量」をエンドポイントとした無作為化並行群間比較臨床試験の例である．図 41 の上の図は，投与開始時点からの差を t 検定で検定した結果であるが有意な差がみられない．しかし，プロファイルを Tango の方法で分類すると，図 41 の下の図に示されているようなプロファイルの分類（群に無関係な）がなされ，表 19 には群ごとの分類結果が示されている．この結果ではどちらが優れているかという解釈にはつながらなかったが，この分類表に χ^2 検定を適用すると有意に差がある ($p = 0.023$) という結果が導かれる．つまり，A 群は改善例もあるが悪化例も多いのに対して，B 群は不変例が半数以上もいるという「特徴」が現れていたのである．

表 19　(Tango, 1998)

Table 3: Classification of patients by the optimal mixture model with $M = 5, R = 3$ and constraint $p_{11} = p_{21}$.

Group	Greatly improved	improved	unchanged	worsened	Greatly worsened	total
A	3	20	17	14	8	62
B	2	13	34	11	2	62

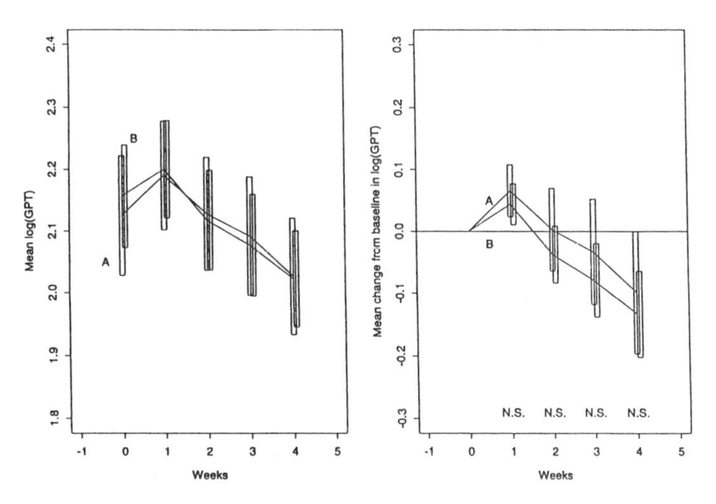

Figure 1. The mean treatment profiles and $mean \pm 2SD$ at each time point, of (a) $\log(GPT)$ and (b) its change from the baseline level for each of new treatment A and standard treatment B. The difference in change from the baseline was not significant ($p > 0.05$ by two-tailed Student's t test) at each time point.

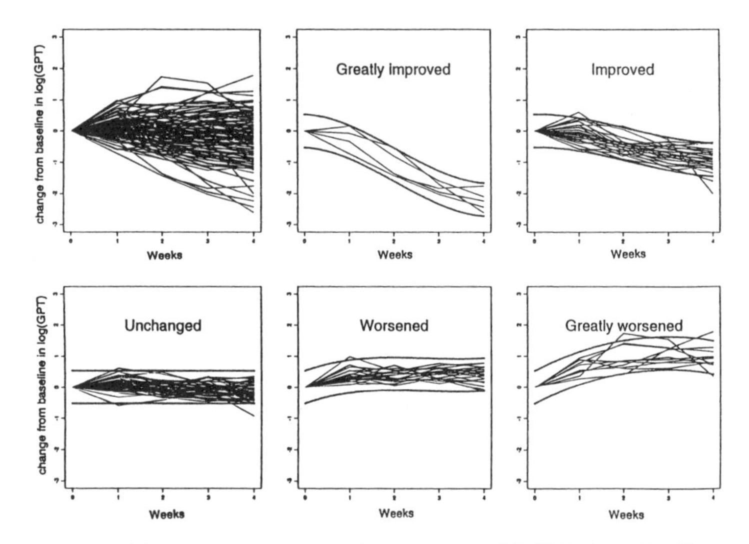

Figure 2. (a)Individual profiles for all the patients. (b)-(f) Estimated 95% region of profiles, $\hat{\mu}_m(t) \pm 2\hat{\sigma}, m = 0, 1, ..., 4$ and individual profiles classified into the corresponding region regardless of the treatment group.

図 **41** (Tango, 1998)

6 頻度の比較

頻度（frequency）を問題にするとき，日本語では「割合」と「率」を区別することなく使用している．統計学のテキストでも，「母比率の差の検定」などと呼んでいる．また，ある薬剤を投与された患者 120 例中有効例は 96 人であった場合，この薬剤の「有効率」は $96/120 \times 100 = 80\%$ であるという表現が定着しているようである．しかし，英語の表現では明確に "proportion" と "rate" は区別している．特に，疾病の発生を問題にする場合にはこの二つは明確に区別して解釈しなければならない．次の例を参考にしてほしい．

1）**proportion, percentage**：2017 年 10 月 1 日時点で，n 人中 r 人がある病気に罹患している，つまり，有病率（prevalence）は $r/n \times 100\%$ であるという．もちろん，10,000 人あたりの有病率は $10,000r/n$ 人である．

2）**rate**：2017 年 1 月 1 日に人口 n 人生存していた町で，2017 年 1 月 1 日から 2017 年 12 月 31 日までの 1 年間に死亡した住民が r 人であった．この場合，10,000 人あたりの死亡率（death rate）は

a）$\frac{r}{n} \times 10,000$ 人（/年）

b）$\frac{r}{n \times 12} \times 10,000$ 人（/月）

c）$\frac{r}{n \times 365} \times 10,000$ 人（/日）

といろいろと表現できる（もちろん，月，日単位の死亡率は死亡率一様性を仮定した近似である）．

つまり，**rate** は単位時間あたりの「速度，強度」を表現するもので，パーセンテージで表現できる **proportion** ではないことに注意したい．分母は人数では

表 **20**　(Godlward *et al*, *Lancet* **351** 1149–1152 1998)

Country of birth	**Number of cases***	**Estimated births from April, 1993, to April, 1994**	**Incidence of surgery (95% CI)**
Northern Ireland	29	27 083	1·07 (0·68–1·46)
Scotland	44	68 250	0·64 (0·45–0·84)
Wales	15	40 083	0·37 (0·18–0·56)
England	230	691 167	0·33 (0·29–0·38)
UK	318	826 583	0·39 (0·34–0·43)

*Identified through the national orthopaedic surveillance scheme.

Table 1: **Incidence of first operative procedure in children aged under 5 years per 1000 livebirths by country of birth within the UK**

なく人時間（person–time）と呼ばれる「延時間数」であり，上記の例のように，単位時間を変えれば数値が異なるのである．表 20 には英国における 1993 年 4 月から 1994 年 4 月までの，1 年間の出生児 1000 人あたりの先天的股関節脱臼のために外科手術を受けた児童数，つまり発症率，発生率，罹患率（incidence rate）を，“incidence of surgery” として表現しカントリー別に比較したものである．

6.1　2群だけの割合の単純比較

6.1.1　独 立 な 2 群

さて図 42 には「胃がん患者の症状改善率」の 2 種類の薬剤を単純に比較した例を示す．この場合には χ^2 検定（Yates の連続修正項含む）がよく利用される．しかし母乳と人工乳で小児の不正咬合の発生頻度を比較した調査（図 43）の例のように，一方の群での頻度が $0, 1, 2$ などのように，極めて小さい頻度割合を比較する場合には Fisher の正確な検定（Fisher's exact test）を利用する．この方法は直接確率計算法とも呼ばれている．

6.1.2　対応のある（相関のある）2 群

図 44 には血清 IgE 抗体の 2 種類の定量検査法，RAST 法とスクラッチ法，の感度（sensitivity）を比較した結果を示した．これだけの情報では χ^2 検定

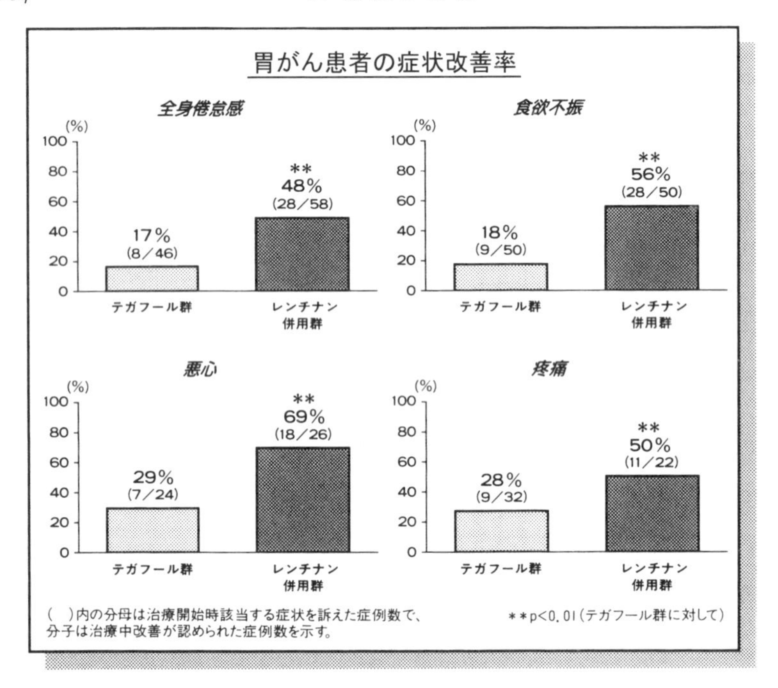

図 **42**　ある宣伝広告から

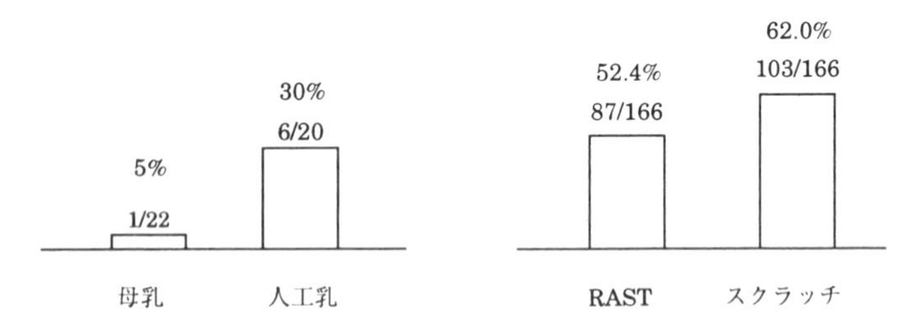

図 **43**　不正咬合の頻度と育児法

図 **44**　血清 IgE 抗体の定量検査法の感度の比較

を適用したかの印象を与えるが，実は，このような検査法の比較では，同一検体を2種類の方法で検査する場合が多く，その結果は，同一検体の検査結果が(RAST，スクラッチ）の組み合わせとして，「(+,+),(+,−),(−,+),(−,−)」のいずれとなるかがわかるように表21の結果にまとめるべきである．この場合

表 **21** 血清 IgE 抗体の定量検査法の比較

RAST	スクラッチ +	スクラッチ −	計	RAST の感度
+	85	2	87	87/166=52.4%
−	18	61	79	
計	103	63	166	

スクラッチの感度 103/166=62.0%

McNemar test: $\chi^2 = 11.25$ ($p = 0.0008$)

表 **22** アセプトロールの二重盲検クロスオーバー臨床試験

アセプトロール ＼ 対照薬	改善あり	改善なし	計
改善あり	25	7	32
改善なし	1	21	22
計	26	28	54

McNemar test: $\chi^2 = 3.125$ ($p = 0.077$)

の比較には McNemar の検定を適用する[*1]．表 22 には狭心症の 2 種類の経口薬を二重盲検クロスオーバー（cross over）比較試験で行った結果を示す．同様に McNemar の検定を適用した例である．

6.2 順序カテゴリー分類データの 2 群の単純比較

表 23 は，慢性肝炎に対するグリチロン錠二号のプラセボ対照二重盲検並行群間比較臨床試験における，有効性（著明改善，改善，など）の比較結果である．このような順序カテゴリー分類による 2 群比較は，連続量のデータと同じように Wilcoxon の順位和検定を適用する．この表では，さらに，有効以上の有効率，などの比較を 2×2 分割表の χ^2 検定で繰り返しているが，あくまで Wilcoxon の順位和検定で全体の差を検定するのが主要目的であり，そこで有意差がみられた場合に限り，どこの割合の差が大きいか否かを χ^2 検定で探索するという手続きがプロトコールに明記されている．

[*1] 感度の比較には特異度（specificity）を共通の値に設定しなければならない．

表 23 グリチロン群およびプラセボ群における，主治医による判定 (矢野他，臨床と研究 **66** 2629–2644 1989)

薬剤	改善度分類								検定脱落	総計	Wilcoxon順位和検定	χ^2 検定			
	著明改善	改善	軽度改善	不変	軽度悪化	悪化	著明悪化	計				著明改善	改善以上	軽度改善以上	軽度悪化以下
グリチロン群	6	22	26	32	14	3	0	103	4	107	Z=2.90	$\chi^2=0.40$	$\chi^2=6.68$	$\chi^2=8.45$	$\chi^2=1.08$
プラセボ群	4	9	20	44	19	6	0	102	5	107	**	*N.S.*	**	**	*N.S.*

表 24 最終総合効果

診断名	薬剤	n	判断						Wilcoxon検定	非劣性検定
			著効	有効	やや有効	無効	悪化	有効以上(%)		Δ10%
足白癬	TJN-318	128	64	37	21	4	2	78.9	*N.S.* ($p=0.439$)	* $p=0.006$ $z=2.5181$
	BFZ	127	57	39	27	3	1	75.6		
体部白癬	TJN-318	83	50	20	12	1	0	84.3	*N.S.* ($p=0.773$)	* $p=0.028$ $z=1.9144$
	BFZ	83	48	21	12	1	1	83.1		
股部白癬	TJN-318	53	37	11	5	0	0	90.6	*N.S.* ($p=0.608$)	* $p=0.022$ $z=2.0231$
	BFZ	47	31	10	4	1	1	87.2		
カンジダ性間擦疹	TJN-318	43	30	9	3	1	0	90.7	*N.S.* ($p=0.183$)	*N.S.* $p=0.063$ $z=1.5296$
	BFZ	41	22	15	4	0	0	90.2		
カンジダ性指間糜爛症	TJN-318	27	12	13	2	0	0	92.6	*N.S.* ($p=0.052$)	* $p=0.002$ $z=2.8562$
	BFZ	32	9	14	6	2	1	71.9		
癜風	TJN-318	61	53	6	2	0	0	96.7	*N.S.* ($p=0.942$)	* $p=0.005$ $z=2.5952$
	BFZ	49	43	3	3	0	0	93.9		

*：$p < 0.05$
(TJN–318–クリーム研究班，西日皮膚 **54** 977–992 1992)

もちろん，最初から有効率をプライマリーエンドポイントとすることも多い．たとえば，表 24 には新薬である皮膚真菌症に対する TJN-318 クリーム剤と，対照薬ビフォナゾール（BFZ）との二重盲検並行群間比較試験で有効性の結果を示す．本試験では，有効率に関する非劣性（non-inferiority）検定[*2)]が目的である．このような場合には Yanagawa–Tango–Hiejima の非劣性検定を適用する．この場合の仮説は，非劣性マージンを $\Delta = 0.1$ として，

$$\text{帰無仮説 } H_0 : p_{\text{new}} = p_{\text{stand}} - \Delta$$

$$\text{対立仮説 } H_1 : p_{\text{new}} > p_{\text{stand}} - \Delta$$

*2) 許認可の世界にはじめて登場したころは当初は，「臨床的同等性（clinical equivalence）の検定」と呼ばれ，有意水準 5% の片側検定が認められていたが，その後，両側検定，有意水準 5%（片側 2.5%）で実施するのが原則となっている．

表 25　Clinical assessment of treatments in cross-over trials of disinfection systems for soft contact lenses (Tango, 1998)

		Thermal disinfection		
		Effective	Ineffective	Total
Hydrogen peroxide	Effective	43	0	43
	Ineffective	1	0	1
	Total	44	0	44

Tango's test:
$Z = 1.709$ (One-tailed p-value=0.044)
90% Confidence lnterval $-0.096 \sim 0.0365$

である．つまり，TJN-318がビフォナゾールより10%以上有効率が劣ることはないことを検証するのが目的である．同時に進行した六つの疾患のほとんどすべて（カンジダ性間擦疹は片側 p 値 $= 0.063$ と，ぎりぎりで $N.S.$ であった）で，非劣性が確認されていることは注目すべきである．慎重な目標症例数の検討が効を奏したのであろう．

表25は，コンタクトレンズの新しい消毒法と，従来法との有効率に関する非劣性（ここでも，$\Delta = 0.1$）を検証するための，無作為化クロスオーバー比較試験の例である．対応のある非劣性検定はTangoの非劣性検定ならびに信頼区間が利用できる（丹後，2018）．

6.3　3群以上の単純比較

表26には $C100-3$ 抗体陽性率の地域比較を示したものである．この5群（互いに独立な）の割合を比較する統計解析の基本的手順は平均値のそれと同様である．

表 26　献血者（初回）の C100-3 抗体陽性率の日本の地域比較

地域	北海道	宮城	東京	大阪	広島	総数
陽性率（%）	0.61	0.67	0.52	1.22	0.53	0.95
陽性者数	18	12	11	169	17	227
検査総数	2971	1800	2102	13872	3186	23931

統計学のセンス No.30

多群比較の基本的手順

① まず，$k(=5)$ 群間にまったく差がないか否かの仮説を検定（有意水準 α）するのが基本である．すなわち，

$H_0 : p_1 = \ldots = p_5$（5 群の母陽性率はまったく等しい）

$H_1 : H_0$は成り立たない

この検討には自由度 $k-1(=4)$ の χ^2 検定，または Fisher の正確な検定を利用する．

② この結果で有意差がなければ，地域差はなかったと結論する．

③ 有意差が検出されれば，次のステップとして，作業仮説に基づく「興味ある 2 群間」の差を検討する．この場合利用するのは，2×2 分割表の χ^2 検定，または，Fisher の正確な検定を利用する．

平均値の比較の場合と同様に多群比較において最初から 2 群比較を繰り返すことは適切ではないことを強調したい．

6.4 3 種類以上の薬剤濃度，曝露量などの効果・リスクの評価

このような実験，調査研究における典型的な作業仮説（統計用語では対立仮説）は次のようになる．

統計学のセンス No.31

用量反応関係の解析法

単調反応としての用量反応関係（傾向性検定，test for trend）

$$p_1 \leq \cdots \leq p_m$$

$$OR_2 \leq \ldots \leq OR_m \quad (OR_1 = 1 \text{ である})$$

⇒ Cochran–Armitage 検定，拡張 Mantel（Mantel-extension）法
ロジスティック回帰分析

（注）「上がり続けている」（例：$p_1 < p_2 < p_3 < p_4$）ことを検証するには上記の方法だけでは不十分で，隣り合うカテゴリーごとに χ^2 検定などで有意な増加を示しているか検定を繰り返す必要がある．

まず，最初の例として，カルシウム摂取が腎結石のリスクを高めるのか低めるのか，という問題に対する前向きコホート研究の結果の一部を表 27 に示す．腎結石の病歴のない男性を対象に，調査開始時点で属性，食物栄養摂取量，その他を調査し，4 年間の追跡調査で腎結石の発症を調査したものである．追跡対象をカルシウム摂取量の 5 分位数（quintile）で，20% 点未満，20〜40,40〜60,60〜80,80% 点以上の 5 群に分類し，腎結石発症率を年齢調整，多変量調整して，カルシウム摂取の最も少ない群（下位 20%）に対する相対リスクで発症リスクを検討している．多変量調整による摂取量の最も多い群（上位 20%）の相対リスクは 0.66，信頼区間 0.49 ∼ 0.90 であり，傾向性検定の結果も有意な低下を示し，カルシウム摂取は腎結石のリスクを低めるという結論を導き出した．なお，年齢調整は拡張 Mantel 法，多変量調整はロジスティック回帰分析を利用している．また，傾向性検定は χ^2 値ではなく方向性を示す χ 値を示している．

次に，フランスの塩化ビニール重合プラントでの作業者の塩化ビニール曝露量と，p53 protein の突然変異のリスクの用量反応関係を調べた患者対照調査の結果を紹介しよう（表 28）．無調整の粗オッズ比（crude odds ratio）の有意差検定と信頼区間は Mantel–Haenszel の方法で，三つの交絡因子である年齢，喫煙，アルコール摂取で調整した調整済みオッズ比（adjusted odds ratio）はロジスティック回帰分析で計算したものである．傾向性検定もロジスティック回帰分析を利用している．

次も，やはりフランスでの調査結果であるが，La Hague 核廃棄物再処理工場の近くで，若い人々のあいだに白血病が多く発生しているという結果をまとめた研究である．表 29 は子供時代に再処理工場付近の浜辺に海水浴などで通った回数，魚貝類の摂取，井戸水を飲んだか否か，などのライフスタイルの要因

表 27 年齢調整カルシウム摂取での腎結石の発症率と相対リスク（PR）(Curhan *et al*, *N Engl J Med* **328** 833–838 1993)

Table 4. Age-Standardized Incidence and Relative Risk of Symptomatic Kidney Stones, According to Dietary Calcium Intake.

VARIABLE*	DIETARY CALCIUM†					CHI (P FOR TREND)‡
	GROUP 1 (N = 8861)	GROUP 2 (N = 9029)	GROUP 3 (N = 9106)	GROUP 4 (N = 9184)	GROUP 5 (N = 9330)	
Dietary calcium intake (mg/day)	<605	605–722	723–848	849–1049	≥1050	—
Incidence/100,000 person-yr	435	310	279	266	243	—
No. of cases	139	102	93	89	82	
Age-adjusted RR	1.0	0.71	0.64	0.61	0.56	−4.37 (<0.001)
95% CI		0.55–0.92	0.50–0.83	0.47–0.80	0.43–0.73	
Multivariate RR	1.0	0.74	0.68	0.68	0.66	−2.38 (0.018)
95% CI		0.57–0.97	0.52–0.90	0.51–0.90	0.49–0.90	

*RR denotes the relative risk as compared with the group with the lowest calcium intake, and CI confidence interval. The multivariate model included age (in five-year age categories), profession, use of thiazide diuretics (yes or no), alcohol (eight categories), and dietary intake of animal protein, potassium, and fluid (quintile groups).

†Group 1 had dietary calcium values below the first quintile for the group (lowest intake), group 2 values between the first and second quintiles, group 3 values between the second and third quintiles, group 4 values between the third and fourth quintiles, and group 5 values above the fourth quintile (highest intake).

‡A chi value of more than 1.96 denotes a P value of less than 0.05. The sign of the chi value indicates the direction of the trend.

表 28　(Smith *et al, Am J Epidemiol* **147** 302–308 1998)

TABLE 1.　Dose-response relationship between serum biomarker evidence of mutant p53 protein and vinyl chloride exposure in 225 French workers, using unexposed controls as the reference group

Exposure (ppm-years)	Biomarker findings		Crude odds ratio*	95% CI†	Adjusted odds ratio‡	95% CI
	Negative	Positive				
0 (n = 111)	102	9	1.00		1.00	
≤500 (n = 54)	38	16	4.77	2.04–11.16	4.16	1.63–10.64
501–2,500 (n = 62)	41	21	5.80	2.59–12.99	5.76	2.39–13.85
2,501–5,000 (n = 51)	27	24	10.07	4.55–22.30	10.24	4.20–24.95
>5,000 (n = 58)	28	30	12.14	5.63–26.18	13.26	5.52–31.88

* For trend, $p < 0.00001$.
† CI, confidence interval.
‡ For trend, $p < 0.0001$. Adjusted for age, smoking status, and alcohol consumption.

と白血病へのリスクについて，「性，年齢，出生地」をマッチさせた matched case-control で調査し，オッズ比（近似的に相対リスク）でまとめた結果である．この論文では relative risk と記述されているが，白血病の発生が稀であるためオッズ比は近似的に relative risk となる．傾向性検定を含めたすべての計算は，1）マッチングがとられている，2）症例数が小さい，の 2 点から，通常のロジスティック回帰分析ではなく，条件付きロジスティック回帰分析の正確な方法（exact conditional logistic regression）を利用している

表 30 は大気汚染が呼吸器に及ぼす影響を解明する目的で東京都で行った調査である．過去 10 年間の二酸化窒素の年平均値の高低より選定した青梅市（低濃度地区），福生市（中濃度地区），豊島区の長崎地区と巣鴨地区（両地区とも同程度の高濃度地区）の小学校学童を対象に，呼吸器症状（持続性せき，たん，など八つの組み合わせ症状）をアンケート調査した結果の一部である．ロジスティック回帰分析を利用して，低濃度地区を基準群（reference group）としたオッズ比の有意差検定と傾向性の検定をしている．結果は五つの組み合わせ症状で大気汚染の影響がみられる．

6.5　一致性と再現性

臨床検査技術，特に測定機器の進歩により，最近の検査値の精度（再現性）と正確度は一部の酵素系を除いて昔に比べると非常に良くなっている．しかし，

表 29 (Pobel and Viel, *BMJ* **314** 101–106 1997)

Table 4 Numbers of cases and controls with relative risks by child's lifestyle factors ir study of leukaemia among young people around La Hague, France, 1978-93

Lifestyle factor	No (%) of cases	No (%) of controls	Relative risk (95% confidence interval)	P value	No of discordant sets	No of subjects
Recreational activities on local beaches:						
Never	2 (7.4)	28 (14.6)	1.00	0.01†	26	217
Holidays only	6 (22.2)	64 (33.3)	1.49 (0.20 to 18.30)			
<Once a month	2 (7.4)	18 (9.4)	1.21 (0.08 to 18.89)			
Once a month to <once a week	4 (14.8)	28 (14.6)	2.28 (0.26 to 30.76)			
Once a week to <every day	11 (40.7)	47 (24.5)	4.99 (0.84 to 56.74)			
Almost every day	2 (7.4)	7 (3.6)	6.59 (0.31 to 147.82)			
Eating local fish and shellfish:						
Never	0	24 (12.5)	1.00	0.01†	25	211
Holidays only	0	3 (1.6)	*			
<Once a month	1 (3.7)	13 (6.8)	1.41 (0.04 to ∞)			
Once a month to <once a week	4 (14.8)	26 (13.5)	5.49 (0.60 to ∞)			
Once a week to <every day	22 (81.5)	123 (64.1)	7.62 (1.16 to ∞)			
Almost every day	0	3 (1.6)	*			
Usual local vegetable or fruit consumption:						
No	13 (48.1)	54 (28.1)	1.00	0.20	22	192
Yes	14 (51.9)	138 (71.9)	0.50 (0.18 to 1.38)			
Drinking well water:						
Never	23 (85.2)	179 (93.2)	1.00	0.13	12	124
Ever	4 (14.8)	13 (6.8)	3.45 (0.71 to 13.77)			
Use of electric hair dryer:						
Never	16 (59.3)	152 (79.2)	1.00	0.13	20	161
Ever	11 (40.7)	40 (20.8)	2.28 (0.81 to 6.45)			
Length of residence (No of years):						
On ground floor			0.92 (0.83 to 1.03)	0.15	22	190
In a granite built house or granitic area			1.18 (1.03 to 1.42)	0.01	12	109

*Not calculated.
†P value for trend.

表 30　ロジスティック回帰分析結果（オッズ比）

要因　　症状	せき	たん	せきとたん	ぜん息	ぜん息現在	ぜん息寛解	ぜん鳴 1	ぜん鳴 2
地区								
カテゴリー変数								
福生/青梅	2.36]^{*2}	1.52]^{*1}	2.90]^{*2}	1.39]^{*2}	1.33]^{*2}	1.55	1.09	1.07
長崎/青梅	2.05	1.92	3.35	1.76	1.75	1.55	1.12	1.32
巣鴨/青梅	3.15	2.37	5.75	1.75	1.76	1.45	0.98	1.24
量反応関係¶ 1	1.46^{*2}	1.45^{*2}	1.91^{*3}	1.32^{*3}	1.33^{*3}	1.17	1.02	1.14
居住歴								
6 年以上/未満	0.83	0.84	0.74	1.07	1.06	1.07	0.95	0.89
家屋の構造								
木造/鉄筋	1.53^{*1}	$1.42^{\dagger}$	1.83^{*1}	1.29^{*1}	1.44^{*2}	0.78	0.77^{*1}	1.37
暖房器具								
室内/室外排気型	0.85	0.99	0.98	0.96	0.93	1.09	$1.22^{\dagger}$	0.86
アレルギー既往								
有/無	4.01^{*3}	4.77^{*3}	6.19^{*3}	5.92^{*3}	6.09^{*3}	3.65^{*3}	2.16^{*3}	5.48^{*3}
2 歳までの呼吸器疾患								
有/無	3.32^{*3}	3.54^{*3}	4.40^{*3}	4.81^{*4}	3.69^{*3}	6.59^{*3}	1.54^{*2}	1.18

†: $p < 0.10$, ∗1 : $p < 0.05$, ∗2 : $p < 0.01$, ∗3 : $p < 0.001$
¶ 1：数値変数として青梅 1，福生 2，豊島（長崎・巣鴨）3 とした．

人が測定・評価する場合はどうだろうか？　たとえば，

1）多施設で行われる臨床試験のエンドポイントが画像診断である場合，それぞれの施設の担当医師の間の診断の一致性（inter-rater agreement）を十分に検討し標準化を図る

2）疫学調査などで行われるアンケート調査では，事前に，その正確性（accuracy）と再現性（reproducibility）を検討する

など，科学研究に利用する「評価・測定法」の精度を十分に検討しておかねばならない．

このようなカテゴリー反応での一致性・再現性を測る指標に Cohen の一致係数 κ（kappa coefficient），重み付き一致係数 κ_w（weighted kappa，順序カテゴリーの場合）が利用されている．相関係数と同様に範囲 $[0,1]$ をとり，その解釈は表 31 のとおりである．

表 32 は二人の放射線専門医の評価の違いを乳房 X 線像で検討したものである．評価が順序カテゴリーであるので，重み付き $\kappa_w = 0.57$ と計算される．表 31 の解釈からはまずまずであるが，エンドポイントの評価としては低いのでは

表 31 κ 係数の解釈

κ 係数の値	解釈
< 0.20	poor
0.21〜0.40	fair
0.41〜0.60	moderate
0.61〜0.80	good
0.81〜1.00	excellent

表 32 Assessments of 85 xeromammograms by two radiologists (Boyd *et al*, *J Nat Cancer Inst* **68** 357–363 1982)

	Radiologist B				
Radiologist A	Normal	Benign	Suspected Cancer	Cancer	Total
Normal	21	12	0	0	33
Benign	4	17	1	0	22
Suspected cancer	3	9	15	2	29
Cancer	0	0	0	1	1
Total	28	38	16	3	85

表 33 食物摂取頻度アンケート調査の繰り返し

	Survey 2		
Survey1	$\leq$1 serving/week	$>$1 serving/week	Total
$\leq$1 serving/week	136	92	228
$>$1 serving/week	69	240	309
Total	205	332	537

ないだろうか？

表 33 はある栄養調査の食物摂取頻度調査の信頼性を検討するために，同一調査対象に対して 2 回（一週間の間隔を置いて）同じアンケート調査を実施した項目の一つである．再現性（2 回の一致性）の尺度として κ 係数が計算されている．残念ながら $\kappa = 0.378$（両側 $p < 0.01$）と統計学的には有意であるが再現性は大きくない．

なお，これらの精度を向上する方法には，1）その評価・項目自体を改善する，2）通常一つだけの評価，項目では再現性に乏しいので「内容の似た」項目を複数用意する，などの方法がある．臨床試験のエンドポイントであれば前者，アンケート調査では後者であろう．後者の場合，用意した複数の項目が「似たものか否か」を測定する尺度に Cronbach の α 係数が使用されている．

さて，もう一度，多施設で行われる臨床試験のエンドポイントが画像診断である場合を考えてみよう．それぞれの施設の担当医師にその評価をまかせてしまうと，評価の施設（医師）間差が無視できないほど大きくなるので，リファレンスラボ（reference laboratory）を設定して，評価の一致性がある程度担保されている複数の専門医による統一評価を実施することがよく行われる．もちろん，訓練などにより一定の水準の評価の一致性が達成できたとしても，専門家によって評価が異なることは，避けられない．したがって，複数の専門医による評価データの取り扱い方法が問題となるが，「合議」,「多数決」など，明らかに統計学的には適切とはいえない方法が利用されることが少なくない．

この問題に対して，最近，個々の専門医の評価データをそのまま利用できる，新しい統計手法が提案されたので，表 34 に示す事例を用いて紹介しよう．この事例の目的は，気管気管支樹への浸潤が認められた食道がん患者 21 例について，3 人の放射線科医が CT（axial CT slices）および MIP（minimum intensity

表 34　3 人の評価者による CT および MIP での気管気管支樹の狭窄の読影結果の 4 × 4 分割表：「+」は真陽性 (true positive),「−」は偽陰性 (false negative) (Saeki and Tango, 2011; 丹後，2018)

	読影パターン	Axial CT slices				Total
		I	II	III	IV	
MIP	I	14	2	1	0	17
	II	0	0	0	0	0
	III	0	0	2	0	2
	IV	0	0	2	0	2
	Total	14	2	5	0	21

評価者の四つの評価パターン：I (+ + +), II (+ + −; + − +; − + +)
III (+ − −; − + −; − − +), IV (− − −)

projections）を用いた，気管気管支樹の狭窄の読影結果による MIP の CT に対する感度の非劣性（両側有意水準 5%，$\varDelta = 0.1$ と設定）検定を行うことにある．MIP は三次元画像の再構成技術の一つで，CT より気管気管支樹の状況を把握しやすい，といわれている．それぞれの放射線科医は，気管支鏡所見を診断の gold standard として採用し，それぞれの患者の画像について，+（真陽性，true positive)，または，−（偽陰性，false negative）と診断する．3 人の読影データをそのまま利用して，順番に並べると，次の 8 パターン

$$+++,\ ++-,\ +-+,\ -++,\ +--,\ -+-,\ --+,\ ---,$$

に分類できる．この問題に対して，最近提案された Saeki–Tango の非劣性検定 (Saeki and Tango, 2011; 丹後，2018）は，上述の八つのパターンを，次の四つのパターン

$$\text{I}\ (+++),\ \ \text{II}\ (++-\ \text{or}\ +-+\ \text{or}\ -++),$$
$$\text{III}\ (+--\ \text{or}\ -+-\ \text{or}\ --+),\ \ \text{IV}\ (---)$$

に再分類し，表 34 に示す分割表に整理して検定統計量を計算する方法である．その結果，両側 p 値 $= 0.08$ となり，非劣性は認められない．

7

イベント発生までの時間の比較

がんの臨床における治療効果の判定のものさしとして，死亡までの時間の長さ，つまり，生存時間，を評価することが多い．しかし，生存時間の大小を単純に比較することはできない．なぜなら，治療中止，転院などで追跡不能が生じたり，研究の終了時点では多くの対象患者が生存するなどの理由から，死亡時点のデータが入手できないことが当然起こりうるからである．

7.1 打ち切りデータ

たとえば，「3 年 2 カ月までは生存していたことが確認されているが，その後はわからない」場合，生存時間は「3 年 2 カ月」とはできない．正しくは「3 年 2 カ月以上」であり，このような状況を「打ち切りが生じた (censoring)」，このようなデータを「打ち切りデータ」(censored data) という．したがって，打ち切りデータがある以上，残念ながら前章で解説した，「死亡までの時間の長さの平均値，中央値」，または，「5 年生存率」といった頻度なども単純には計算できないのである．

そこで，打ち切りの可能性があり，興味あるイベント (event) が発生するまでの時間の長さを評価するために登場する統計手法が，「イベント発生までの時間を生存」とする生存率曲線 (survival curve) の推定法である．その方法として Kaplan–Meier 法は有名である．イベントは死亡だけでなく，脳卒中，心筋梗塞などの発生，ある病気の再発，寛解であったりする．生存率曲線から生存時間の「平均値，中央値，5 年生存率」とその信頼区間などが推定できるのである．

ただし，ここで注意したいのは，いくら打ち切りデータが解析できるといっても，「イベント発生と関連している打ち切り（informative censoring）」は解析できないことである．たとえば，患者の状態が悪化してきたため担当医への信頼に疑問をもち転院してしまった場合の censoring がそうである．この場合は，生存時間が長くなるほうへバイアスが生じる．解析に正しく利用できる打ち切りデータは，不慮の事故，引っ越しなどのイベントの発生とは無関係に起こる原因で打ち切られた（non-informative censoring）データである．代表的な方法は次に示すとおりである．

統計学のセンス No.32

イベント発生までの時間の解析法

1）生存率曲線の推定の Kaplan–Meier 法

2）生存率曲線の差の検定 log-rank 検定

3）交絡（予後）因子を調整した治療効果の評価のための Cox 比例ハザードモデル

なお，log-rank 検定と比例ハザードモデルは，「比例ハザード性」という仮定の下で有効であり，その適合度のチェックは重要である．適合しない（例：生存率曲線が交わる）場合には適用すべきではない．

図 45 は急性呼吸窮迫症候群の患者に対する防御的換気法と従来型の換気法を，無作為化並行群間比較臨床試験で 28 日までの生存率を比較した結果である．この生存曲線は Kaplan–Meier 法で推定し，生存率の差の検定（$p < 0.001$）は，交絡因子（追跡開始時点での APACHE II スコア）を調整した Cox の比例ハザードモデルで実施されている．図を描く上で注目したいのは，主要観察時点で追跡可能な患者数（No. of patients at risk）が表示されていることである．

図 46 と表 35 は慢性骨髄性白血病患者に対して，あるプロトコールの下で実施されてきた非血縁ドナーからの骨髄移植の有効性と安全性を検討し，好ましい転帰を予測する背景因子（変数）を探索する目的で行われた臨床調査データの解析結果の一部である．全体の 5 年生存率は 57% であったが，図 46 には層別生

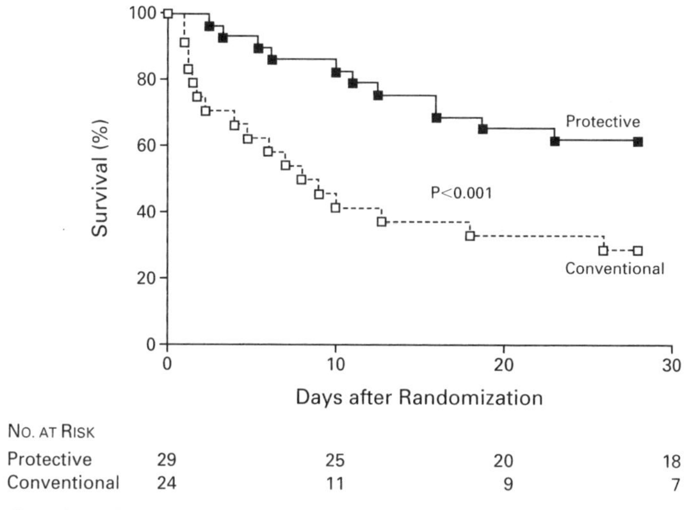

Figure 1. Actuarial 28-Day Survival among 53 Patients with the Acute Respiratory Distress Syndrome Assigned to Protective or Conventional Mechanical Ventilation.
The data are based on an intention-to-treat analysis. The P value indicates the effect of ventilatory treatment as estimated by the Cox regression model, with the risk of death associated with the adjusted base-line score on APACHE II included as a covariate.

図 **45** (Britto *et al, New Engl J Med* **338** 347–354 1998)

存率曲線の Kaplan–Meier 推定値が示されている．表 35 には Cox 比例ハザードモデル（論文では multivariate analysis）で推定された相対リスク（relative risk）が示されている．それから判断すると，「年齢 50 歳以上，診断から移植までの待ち時間が 3 年以上，HLA-DRB1 ミスマッチがあり，肥満である」と患者の予後は悪い．ただ，fluconazole，ganciclovir の予防的投与によって生存率は改善している．

図 47 は，局所進行性前立腺がん患者に対する放射線外部照射療法単独と，放射線療法に goserelin 投与を併用した群とにおける，無作為化並行群間比較臨床試験での生存率曲線（上の図）と，無症候（disease-free）率曲線（下の図）の，Kaplan–Meier 推定と log-rank 検定の結果（両方の結果も両側 $p < 0.001$ で有意差あり）である．無症候期間（disease-free interval）の計算は，死亡も含めて，事前に決められた症候が一つでも発現すればそれをイベントとしたものである．5 年生存率とその 95% 信頼区間（CI, confidence interval）は，Kaplan–Meier

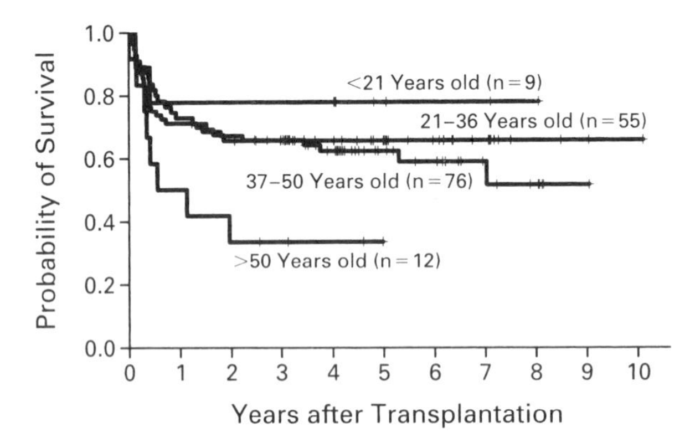

Figure 1. Probability of Survival in 152 Patients with Chronic Myeloid Leukemia in Chronic Phase Who Received a Transplant Matched for HLA-A, B, and DRB1 from an Unrelated Donor, According to Age.

Tick marks represent patients alive at the last follow-up.

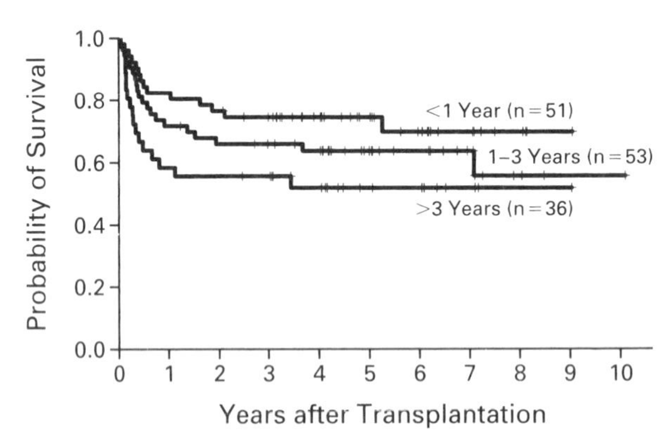

Figure 2. Probability of Survival in 140 Patients with Chronic Myeloid Leukemia in Chronic Phase Who Were ≤50 Years Old and Received a Transplant Matched for HLA-A, B, and DRB1 from an Unrelated Donor, According to the Time from Diagnosis to Transplantation.

Tick marks represent patients alive at the last follow-up.

図 **46**　(Hansen *et al*, *N Engl J Med* **338** 962–968 1998)

表 35 (Hansen *et al, N Engl J Med* **338** 962–968 1998)

TABLE 3. MULTIVARIABLE ANALYSIS OF MORTALITY AMONG PATIENTS WHO RECEIVED A TRANSPLANT FROM AN UNRELATED DONOR FOR CHRONIC MYELOID LEUKEMIA IN CHRONIC PHASE.

VARIABLE	RELATIVE RISK (95% CONFIDENCE INTERVAL)	P VALUE
Patient's age		
0–20 yr	0.9 (0.3–2.6)	0.84
21–50 yr*	1.0	
>50 yr	3.4 (1.6–7.4)	0.002
HLA-matching status		
Matched for HLA-A, B, DRB1*	1.0	
Minor mismatch of HLA-A or B	1.2 (0.6–2.5)	0.61
Minor mismatch of HLA-DR	2.7 (1.4–5.2)	0.002
Time from diagnosis of disease to transplantation		
<1 yr*	1.0	
1–3 yr	1.2 (0.7–2.0)	0.57
>3 yr	2.0 (1.1–3.8)	0.03
Body-weight index†	1.6 (1.2–2.2)	0.001
Seronegative for CMV‡		
Fluconazole prophylaxis*	1.0	
No fluconazole prophylaxis	2.2 (1.2–4.0)	0.02
Seropositive for CMV‡		
Ganciclovir prophylaxis§	0.7 (0.4–1.4)	0.36
No ganciclovir prophylaxis¶	2.2 (1.2–4.3)	0.02

*This is the reference group.

†Body-weight index was modeled as a continuous variable, with increments of 25 percent.

‡CMV denotes cytomegalovirus.

§Patients in this category received ganciclovir at the time of initial engraftment or had ganciclovir available in the event of cytomegalovirus antigenemia detected by weekly monitoring. Forty-nine of the 57 seropositive patients in this category (86 percent) also received fluconazole as prophylaxis against fungal infection.

¶Patients in this category did not receive ganciclovir at the time of initial engraftment and did not have ganciclovir available in the event of cytomegalovirus antigenemia. Only 1 of the 34 seropositive patients in this category (3 percent) received fluconazole as prophylaxis against fungal infection.

推定値から併用群が 79% (95%CI : 72〜86%) であるのに対し，放射線療法単独群は 62% (95CI : 52〜72%) と計算され，併用により $79 - 62 = 17\%$ 増えたことになる．5 年無症候率も同様に，併用群が 85% (95%CI : 78〜92%)，単独群が 48% (95%CI : 38〜58%) であり，併用により $85 - 48 = 37\%$ 増加し

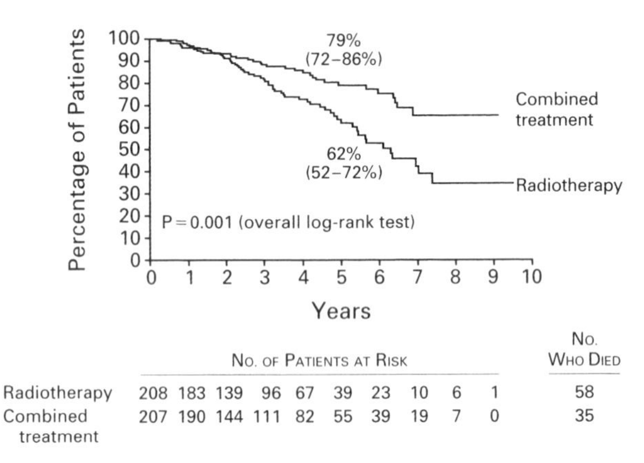

	No. of Patients at Risk										No. Who Died
Radiotherapy	208	183	139	96	67	39	23	10	6	1	58
Combined treatment	207	190	144	111	82	55	39	19	7	0	35

Figure 1. Kaplan–Meier Estimate of Overall Survival.

The overall survival rate at five years was 79 percent (95 percent confidence interval, 72 to 86 percent) for the combined-treatment group and 62 percent (95 percent confidence interval, 52 to 72 percent) for the group treated only with radiotherapy.

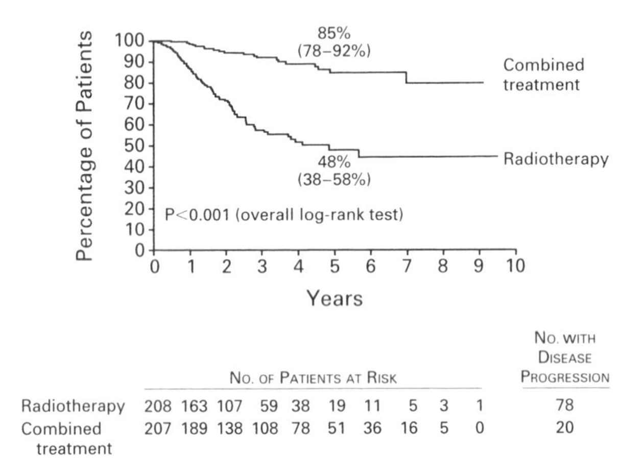

	No. of Patients at Risk										No. with Disease Progression
Radiotherapy	208	163	107	59	38	19	11	5	3	1	78
Combined treatment	207	189	138	108	78	51	36	16	5	0	20

Figure 2. Kaplan–Meier Estimate of the Disease-free Interval.

This curve shows the proportion of surviving patients who were free of disease at each time point. The method takes the censoring process into account. The number of patients who are at risk for the event at each time point is the total number of patients minus the number in whom disease progressed or who were lost to follow-up.

図 **47** (Bolla *et al*, *N Engl J Med* **337** 295–300, 1997)

たことになる．なお，この臨床試験では併用群の 5 年無症候率に，単独群に比して 40〜55% の増加（無症候期間の分布に指数分布を仮定すると無症候期間の中央値にして 3.8〜5.8 年の増加）を見込んで有意水準 5%，検出力 80% で最小症例数を計算している．無作為割り付けは，割り付けセンターで，施設，病期など 4 変数で層別し最小化法（minimization）を用いている．

図 48 はうっ血性心不全の犬に対する新薬 pimobendan（0.4〜0.6 mg/kg/day）と既存薬 benazepril hydrochloride（0.25〜1.0 mg/kg/day）の治療効果を，生存時間（心臓死，心不全による安楽死，治療の不成功）で比較した生存率曲線である．Kaplan–Meier 法による推定と log-rank 検定の結果が示されている．ところが，600〜700 日の間で二つの生存率曲線が交差しており，試験期間中の「比例ハザード性」が成立していない．したがって，log-rank 検定の適用は不適切である．論文では，生存時間の中央値（25% 点，75% 点）を，pimobendan

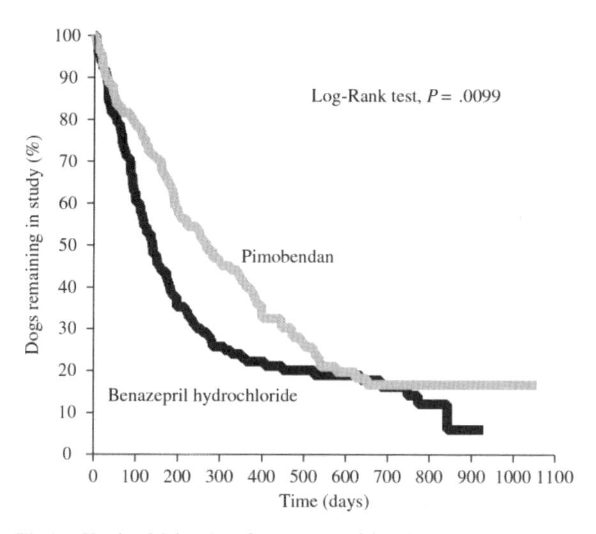

Fig 1. Kaplan-Meier plot of percentage of dogs in the study as a function of time in 124 dogs treated with pimobendan and in 128 dogs treated with benazepril. The pimobendan dogs had a significantly longer median time period in the study compared with the benazepril treated dogs (pimobendan 267 days, IQR 122–523 days versus benazepril 140 days, IQR 67–311 days; P = .0099). IQR, interquartile range.

図 **48** (Haggstrom *et al*, *J Vet Intern Med* **22** 1124–1135 2008)

では 267 (122, 523)，benazepril hydrochloride 群では 140 (67, 311)，とそれぞれ推定し，log-rank 検定の結果を利用して pimobendan 群が有意に生存時間が長いとしているが，これは誤った検定の適用と解釈である．また，600～700 日では両群の生存率は一致するわけで，治療法の比較の解釈は簡単ではない．

7.2 リスク減少率

図 49 は，高コレステロール血症の男性（血漿コレステロールが 250mg/dl 以上）に対する，プラバスチン投与群とプラセボ投与群の二重盲検比較臨床試験における平均血漿 LDL コレステロールの経過の比較（上の図）と，イベント発生率（incidence）曲線の比較（下の図）である．ここでイベントとは「心筋梗塞の発生または冠状動脈性心疾患での死亡」である．さて

$$\text{イベント発生率} = 1 - \text{生存率}$$

であるから，この発生率曲線は Kaplan–Meier 推定値を 1.0 から引いたものに等しい．有意差検定は生存曲線と同様に log-rank 検定が適用可能である．表 36 にいくつかの指標が計算されているが，5 年絶対パーセント・リスク（absolute % risk at 5 yr）はいわゆる 5 年発生率である．プラセボ群は 7.9%，プラバスチン群は 5.5% で，プラバスチン投与により 2.4% の絶対リスクが減少している．表 36 には様々に定義されたエンドポイントに対する結果が示されている．そこには重要な指標

統計学のセンス **No.33**

リスク減少率（risk reduction）

が使用されている．これはプラバスチンを投与することで，プラセボに比較してイベント発生のリスクが何パーセント減少するか？を意味するものである．先程の 5 年時点の絶対リスクを利用すると $2.4/7.9 = 30.4\%$ と計算できるが，**治療期間全体を通して推定するためには Cox の比例ハザードモデルで推定する**．Cox モデルから計算されるプラバスチンのプラセボに対するイベント発生の相対リスク（relative risk）の推定値 $\widehat{RR}$ を用いて

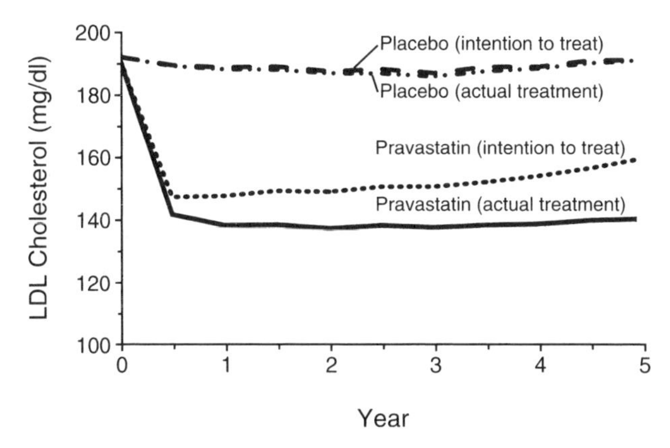

Figure 1. Effects of Pravastatin Therapy on Plasma LDL Cholesterol Levels.

To convert values for cholesterol to millimoles per liter, multiply by 0.026.

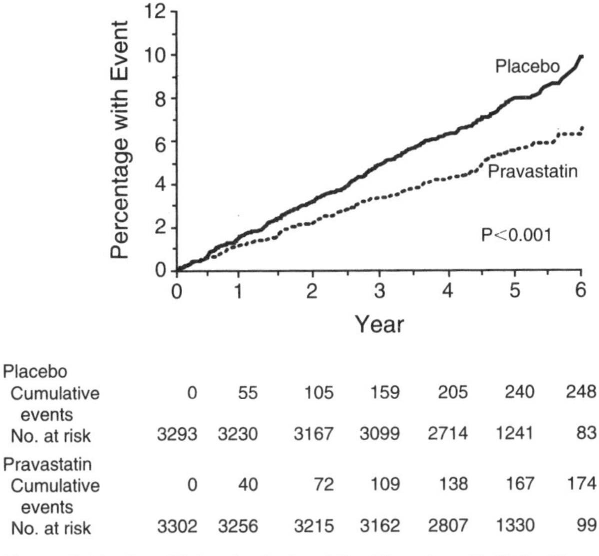

Placebo							
Cumulative events	0	55	105	159	205	240	248
No. at risk	3293	3230	3167	3099	2714	1241	83
Pravastatin							
Cumulative events	0	40	72	109	138	167	174
No. at risk	3302	3256	3215	3162	2807	1330	99

Figure 2. Kaplan–Meier Analysis of the Time to a Definite Nonfatal Myocardial Infarction or Death from Coronary Heart Disease, According to Treatment Group.

図 **49** (Shepherd *et al*, *N Engl J Med* **333** 130–137 1995)

表 36 (Shepherd *et al*, *N Engl J Med* **333** 130–137 1995)

Table 2. End Points of the Study.*

Variable	Placebo (N = 3293)	Pravastatin (N = 3302)	P Value	Risk Reduction with Pravastatin (95% CI)
	no. of events (absolute % risk at 5 yr)			%
Definite coronary events				
Nonfatal MI or death from CHD	248 (7.9)	174 (5.5)	<0.001	31 (17 to 43)
Nonfatal MI (silent MIs omitted) or death from CHD	218 (7.0)	150 (4.7)	<0.001	33 (17 to 45)
Nonfatal MI	204 (6.5)	143 (4.6)	<0.001	31 (15 to 45)
Death from CHD	52 (1.7)	38 (1.2)	0.13	28 (−10 to 52)
Definite + suspected coronary events				
Nonfatal MI or death from CHD	295 (9.3)	215 (6.8)	<0.001	29 (15 to 40)
Nonfatal MI (silent MIs omitted) or death from CHD	240 (7.6)	166 (5.3)	<0.001	32 (17 to 44)
Nonfatal MI	246 (7.8)	182 (5.8)	0.001	27 (12 to 40)
Death from CHD	61 (1.9)	41 (1.3)	0.042	33 (1 to 55)
Other events				
Coronary angiography	128 (4.2)	90 (2.8)	0.007	31 (10 to 47)
PTCA or CABG	80 (2.5)	51 (1.7)	0.009	37 (11 to 56)
Fatal or nonfatal stroke	51 (1.6)	46 (1.6)	0.57	11 (−33 to 40)
Incident cancer	106 (3.3)	116 (3.7)	0.55	−8 (−41 to 17)
Death from other causes				
Other cardiovascular causes (including stroke)	12	9	—	—
Suicide	1	2	—	—
Trauma	5	3	—	—
Cancer	49 (1.5)	44 (1.3)	0.56	11 (−33 to 41)
All other causes	7	7	—	—
Death from all cardiovascular causes	73 (2.3)	50 (1.6)	0.033	32 (3 to 53)
Death from noncardiovascular causes	62 (1.9)	56 (1.7)	0.54	11 (−28 to 38)
Death from any cause	135 (4.1)	106 (3.2)	0.051	22 (0 to 40)

*The P values are based on the log-rank test. No formal analysis was carried out for events with a low incidence. CI denotes confidence interval, CHD coronary heart disease, MI myocardial infarction, PTCA percutaneous transluminal coronary angioplasty, and CABG coronary-artery bypass graft.

$$\text{risk reduction} = (1 - \widehat{RR}) \quad (\%)$$

と計算できる．その結果 31% (95%信頼区間：17〜43%) と推定されている．

実は，この指標を利用すると，欧米でよく利用されている治療効果のもう一つの指標

$$\text{NNT} = \text{number needed to treat}$$

が計算できる．直訳すると「治療に必要な患者数」となる．なんのことか理解に苦しむが，これは「一つのイベント発生を予防するのに治療しなければならな

い患者数（number of patients needed to be treated to prevent one event)」を意味する．つまり 1000 人の患者を治療してようやく 1 人の患者を救うことができる場合，この治療法の NNT は 1000 人であるという．NNT が少なければ少ないほど治療法が効果あるわけである．さて，その計算法であるが，

$$\mathrm{NNT} = \frac{1}{\text{対照群のイベント発生（死亡）率} \times \text{risk reduction}}$$

である．たとえば，図 49 のケースでは

$$\mathrm{NNT} = \frac{1}{0.079 \times 0.31} = 40.8 \text{ 人}$$

と計算される．

もし，治療しなくともイベント発生の低い疾患であれば，いくら新治療のリスク減少率が大きくとも，NNT が大きくなり，副作用発生頻度とのバランスから，治療しないでおこうという治療方針の意志決定に重要な情報を与えるのである．

7.3 競合リスク

次は肝硬変患者に対する肝がん発生予防を目的として，従来の治療薬群を対照として，それに漢方薬小柴胡湯（ショウサイコトウ）を併用した群との無作為化非盲検比較臨床試験の結果を紹介しよう．ここでのイベントは「肝がん発生」である．図 50 には肝がん発生率曲線，図 51 には生存率曲線の Kaplan–Meier 推定値を示す．両方の結果とも統計学的有意差にはわずかのところで及ばなかったが（発生率：$p = 0.071$，生存率：$p = 0.053$），予防的効果ありと認められた論文である．しかし，ここで図 50 の検定手法に注目したい．log-rank 検定ではなく，Gray の検定となっている．肝がん発生率曲線も「$1 -$ Kaplan–Meier」とは異なる「crude 発生曲線」である．追跡期間中に本試験のエンドポイントである「肝がん」を発生する前に，その他の疾患で死亡するケースが多く観察された場合，「その他の疾患での死亡」の発生時点を「打ち切りデータ」として解析する Kaplan–Meier 推定と log-rank 検定は適当ではなく，crude 発生曲線と Gray の検定が適当となるケースがあるからである．この「その他の疾患での死亡」により当該イベントの発生時点のデータが得られない場合，「その他の疾患」を競

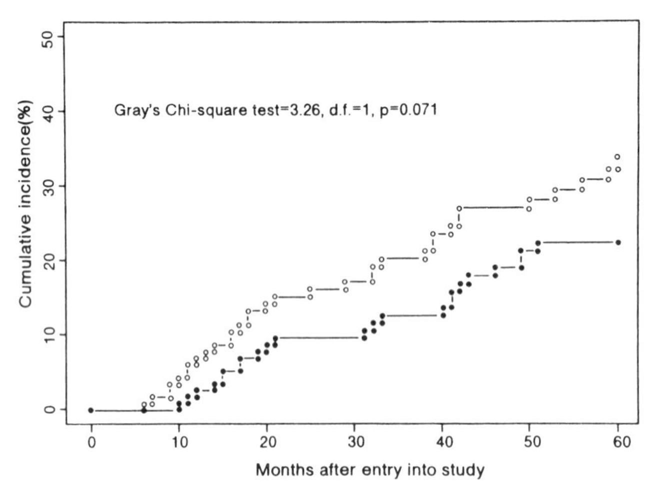

Figure 1. Cumulative incidence of HCC detected 6 months or more after entry into the study. ●: trial group (n = 127); ○: control group (n = 126).

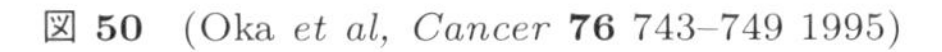

図 **50** (Oka *et al, Cancer* **76** 743–749 1995)

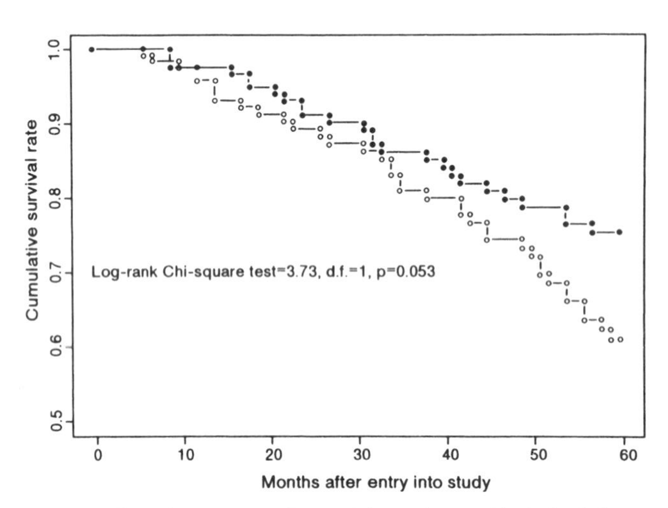

Figure 5. Cumulative survival rate of the patients with cirrhosis in the two groups. ●: trial group (n = 127); ○: control group (n = 126).

図 **51** (Oka *et al, Caner* **76** 743–749 1995)

合リスク (competing risk) という．つまり，無視できない競合リスクが存在する場合，

H_0： 併用群と対照群との間に効果の差はない．
H_1： 併用群は対照群より肝がん発生の予防効果は大きい，しかしその他のイベント発生に対する予防効果には差がない．

という検定仮説に対してはGrayの検定が適切となる．ただし，

H_0： 併用群と対照群との間に効果の差はない．
H_1： 併用群は対照群より肝がん発生の予防効果は大きくその他のイベント発生の予防効果も期待される．

という目的で臨床試験のデザインを計画するのであれば，前の放射線治療の例で解説した無症候期間 (disease-free interval)，つまり，「肝がん発生＋その他の疾患での死亡」をイベントとした生存期間の長さをlog-rank検定で比較する

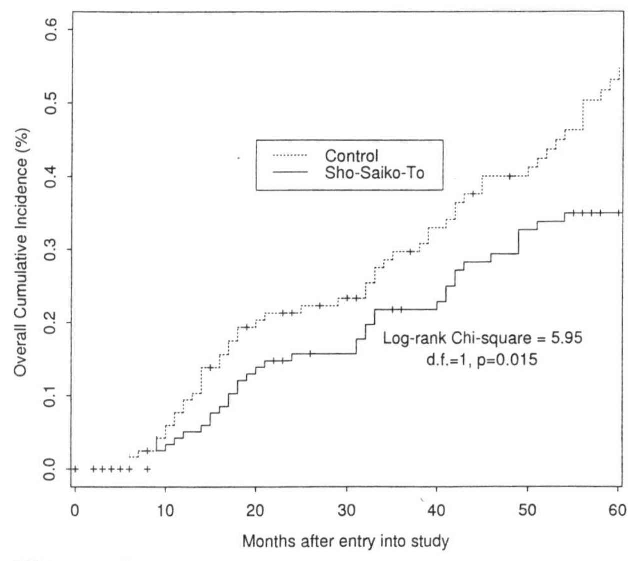

1-KM overall cumulative incidence curves of HCC＋other deaths and log-rank test.

図 **52** (丹後，がん治療のあゆみ **17** 35–41 がん集学的治療研究財団 1998)

のが適当な方法となる．後者の仮説を検証してみると，図 52 に示すように有意な効果（$p = 0.015$）が検出された．肝がん発生率曲線は Kaplan–Meier 推定を利用している．小柴胡湯には肝がん発生の予防以外にも他のイベント発生の予防効果があるのかもしれない．競合リスクが存在する場合には，この例のように解析方針が少々厄介となるのでデザイン時点で医学統計学の専門家に相談されたい．

8 付　録

ここでは，もう少し詳しく説明したい重要な概念，手法を解説する．

8.1 臨床研究での無作為割り付けの方法

処理の無作為割り付けを可能な限り行うことが，研究結果の解釈を容易にする第一歩であることはすでに繰り返し述べてきたことである．ここでは臨床研究での代表的な方法を簡単に説明しよう．なお，動物実験での無作為割り付けに関しては古川・丹後（2016，第 8 章「実験計画法」）を参考にされたい．

8.1.1 単純無作為化法

まず，二つの治療法（A, B）を比較する臨床試験を考えよう．患者が登録されるたびにサイコロをころがして奇数が出れば A，偶数が出れば B（硬貨を投げて表が出れば A，裏が出れば B）と割り付けていく方法が単純無作為化法（simple randomization）である．最近ではコンピュータを利用して区間 [0,1] の擬似一様乱数を発生させて 0.5 以下であれば A，0.5 より大きければ B とすることが容易である．しかし，単純無作為化法は「完全な予測不可能性」という点では最も優れているが，「同数ずつ割り付ける」というもう一つの研究の基本方針にはそぐわない．たとえば，「20 例の患者を A, B 治療にそれぞれ 10 例ずつ割り付けたい」と計画しても

A A B B B B B B A A A A A A A A A B A A A

と，A 群が 13 例，B 群が 7 例と不均衡（imbalance）となり都合が悪くなる．これからのべる他の理由からもこの最も簡単な方法はほとんど利用されない．

8.1.2 置換ブロック法

単純無作為化法の完全予測不可能性を少々犠牲にしても，「一定の症例数ごと」に同数割り付けを保証する方法が置換ブロック法（random permuted blocks）と呼ばれる方法である．この「一定の症例数」をブロックサイズ（block size）と呼ぶ．ここでは T としよう．たとえば，2 種類の治療法（A, B）を比較する場合，

1) $T = 2$ の場合：ブロック内での割り付け順序が「AB, BA」の 2 通りある．つまり，区間 [0,1] の一様乱数で「0.5 以下は AB，0.5 より大であれば BA」と割り付ける．
2) $T = 4$ の場合：ブロック内での割り付け順序が「AABB ABAB ABBA BBAA BABA BAAB」の 6 通り考えられる．それぞれの順序を確率 1/6（サイコロ）で割り付ければよい．
3) $T = 6$ の場合：ブロック内での割り付け順序が「AAABBB AABABB AABBAB ...」の合計 20 通り（六つから三つとる組み合わせの数）が考えられる．

先ほどの臨床試験の例で割り付けにブロックサイズ 4 の置換ブロック法を適用すれば，一つの例として

ABAB BBAA ABBA AABB BABA

と割り付けられる．この方法の問題は，ブロックサイズをプロトコールで宣言してしまうと，二重盲検比較試験，施設を層別因子としない多施設共同試験などを除けば，ブロックごとの最後の割り付けは予測できてしまう点である．したがって割り付け作業は第三者が行い，担当医にはブロックサイズは知らせないほうがよい．

8.1.3 層別無作為化法

これまでは主に同一施設で試験を実施する場合を想定していた．実際には多

くの施設が共同して標準化された試験計画書（プロトコール）を作成して試験を開始することが多い．無作為化の目的の一つは，治療効果に影響を与える患者特性（交絡因子）の分布の均衡（balance）を「確率的」に保つことである．しかし，結果として不均衡となってしまうケースも少なくない．したがって，事前にそのような不均衡を防ぐため，重要な交絡因子で層別しておいて各層内では無作為化する層別無作為化法（stratified randomization）が考えられる．層別因子として最も典型的な因子が「施設」である．医師の水準，患者の地域差などの要因による施設間差（study center variability）は無視できない交絡要因である場合が多い．この場合には，表37に示した施設ごとに置換ブロック法を利用した無作為化がよく利用される．この例では各施設あたり12症例を計画し，ブロックサイズ4の無作為割り付けを行っている．

多施設共同試験で有効性の効果判定基準がかなり標準化されている場合，施設間の差より重要な交絡因子で層別したいケースもよく起こる．表38に示す例はまさにこのような目的に作られた層別無作為化法である．

表 **37** 施設（組）ごとの置換ブロック法

	番号											
組	1				5				9			12
1	A	B	B	A	A	A	B	B	B	A	B	A
2	B	A	B	A	A	A	B	B	B	A	A	B
3	A	A	B	B	B	A	B	A	B	B	A	A
4	A	B	A	B	B	B	A	A	A	B	B	A
5	A	B	B	A	B	A	A	B	A	B	B	A
6	B	A	A	B	B	A	A	B	A	A	B	B
7	A	B	A	B	A	A	B	B	B	A	B	A
8	A	B	A	B	A	B	A	B	A	B	B	A
9	A	B	A	B	A	A	B	B	A	B	A	B
10	A	B	A	B	A	B	A	B	A	A	B	B
11	B	B	A	A	B	B	A	A	B	A	B	A
12	B	A	A	B	B	B	A	A	A	B	A	B
13	B	A	B	A	B	A	B	A	A	B	B	A
14	B	A	B	A	A	A	B	B	B	A	B	A
15	B	A	A	B	A	A	B	B	B	A	A	B
16	A	B	B	A	B	B	A	A	A	B	A	B
17	A	B	B	A	A	B	A	B	A	A	B	B
18	A	B	A	B	B	A	B	A	A	A	B	B

code：A:=A 群，B:=B 群

表 38 層別置換ブロック法
An example of random permuted blocks within strata for a trial in primary breast cancer (A=L-Pam, B=placebo)

Age:	<50	⩾50	<50	⩾50
No. of positive auxiliary nodes:	1-3	1-3	⩾4	⩾4
	B	B	A	B
	A	B	A	A
	B	A	B	A
	A	A	B	B
	A	A	B	A
	B	A	A	B
	A	B	B	B
	B	B	A	A
	A	B	B	B
	B	A	A	B
	B	A	B	A
	A	B	A	A
	B	A	B	A
	B	B	A	B
	A	B	A	A
	A	A	B	B
	⋮	⋮	⋮	⋮

8.1.4 最 小 化 法

しかし，層別したい因子の数が多いとき，層ごとに置換ブロック法で割り付けると逆に，**過剰層別**（overstratification）による不均衡の問題が生じる．例として，前立腺がん患者に対する 2 種類の治療法（A, B）を比較する二重盲検比較試験で三つの層別因子

① 年齢（< 65, ≥ 65）

② 病期分類（B, C, D）

③ 組織学的分類（高，中，低）

を考えたブロックサイズ 4 の割り付けを考えてみよう．この場合，合計 $2\times3\times3=18$ 個の割り付け表ができるが，18 のすべての層でブロックサイズ 4 の倍数で割り付けが終了するのは稀である．とすると，最終割り付け時点での症例数を A, B 間で比較すると極めて不均衡となってしまうケースが少なくない．目標症

例数の少ない試験ほどその危険性は大きい．このような場合に層別無作為化法に代わって最小化法（minimization）が利用される．この方法は，患者が登録するたびに（最初の登録患者は完全無作為化する），それぞれの層別因子ごとに症例数の均衡を図り，かつ，全体の症例数の均衡も図る方向に逐次的に割り付けていく方法である．この意味で無作為性は，少々犠牲にしてまでも交絡因子の均衡を登録時点で図りたいというデザインであり，また，事前に割り付け表を準備できず，コンピュータで制御する方法である．

前立腺がん患者に対する臨床試験の例でその方法を簡単に説明しよう．表 39 には，そのようにしてすでに 31 人の患者が割り付けられたものである．さて「65 歳以上，病気分類＝D，組織学的分類＝高」である 32 番目の登録患者は A 薬, B 薬のいずれに割り付けられるのだろうか？　最も簡単な方法は，登録する前の時点で 32 番目の患者の層における割り付け症例数の合計[*1)]を比較する

表 39　最小化法の例

層化因子	A 薬	B 薬	合計
【年齢】			
65 歳未満	3	3	6
65 歳以上	12	13	25
合計	15	16	31
【病期分類】			
B	3	3	6
C	4	4	8
D	8	9	17
合計	15	16	31
【分化度】			
高分化	5	4	9
中分化	8	9	17
低分化	2	3	5
合計	15	16	31

[*1)] A 薬，または，B 薬に割り付けられた症例数ではないことに注意

方法である．

$$\text{層別因子ごとに A 薬に割り付けられた症例数の合計} = 12 + 8 + 5 = 25$$
$$\text{層別因子ごとに B 薬に割り付けられた症例数の合計} = 13 + 9 + 4 = 26$$

である．この層での症例数がバランスする方向で割り付けるのであるから A 薬に割り付ける．もし，等しい割り付け数であれば確率 0.5 で A, B いずれかに割り付ければよい．

この最小化法は，最初にエントリーされた症例については確率 0.5 で割り付けるが，それ以降は，途中で両群の割り付け数が等しくなる場合を除いて，割り付けられる群は決定論的に決められてしまう方法である．最近では，この「非確率的要素」が多い部分を改善した Pocock–Simon 法の利用が勧められている．その方法は，上記の「A 薬に割り付けられた症例数の合計」と，「B 薬に割り付けられた症例数の合計」の差が正の場合は，「確率 p で B 薬に」，負の場合は「確率 $1-p$ で B 薬に」，0 の場合は「確率 0.5 で B 薬に」割り付けする方法である．ここに確率 $p(>0.5)$ の大きさは事前に決める．

8.2　交絡因子の調整とは？

いま，作用因子 F の効果を反応 Y で観察する目的で，作用因子を K 群 $(F_1, \ldots, F_K)$ に分類して，反応の違い $(Y_1, \ldots, Y_K)$ で比較しようとする研究を考えよう．このとき，他の因子 C が存在して

① 因子 C は反応 Y と関連がある（例：C が増加すれば Y が増加する）

② 因子 C の分布が作用因子群 $F_i, i = 1, \ldots, K$ 間で異なる

という二つの条件を満たすとき因子 C は交絡因子（confounding factor）と呼ばれる．この二つの条件のうち一つでも満たさなければ交絡は生じない．一般に 1 番目の条件を制御するのは不可能である．したがって，処理の無作為割り付けによってこの 2 番目の条件を確率的に防ぐことが交絡を未然に防ぐことにつながる意味で重要となるのである．

表 40 封筒法による無作為化並行群間比較非劣性試験

	治療群		
	新薬	標準薬	新薬 − 標準薬
有効性あり	56	61	
(有効率%)	66.7	70.1	−3.4
有効性なし	28	26	
計	84	87	171

表 41 重症度分類の分布

	治療群		
	新薬	標準薬	計
重症度分類 III,IV	54	31	85
(III,IV の率%)	64.3	35.6	
重症度分類 I,II	30	56	86
計	84	87	171

8.2.1 頻度の比較——臨床試験

まず無作為割り付けを計画しながら，結果として，多くの担当医が遵守しなかった傾向が疑われる封筒法に基づく非劣性を目的とした比較臨床試験での例を表 40 に示す．

2 群の単純比較の結果から新薬の効果が標準薬に比べて有効率で 3.4% 劣っている．このデータに非劣性検定（$\Delta = 0.1$）を適用すると非劣性は検証できない（$p > 0.05$）．しかし，無作為化が遵守されたかどうかを検討するために，交絡因子の分布の不均衡を検討したところ，表 41 に示されたように，重症度の重い（III,IV）症例が新薬に多く割り付けられていることがわかった（新薬：64.3%，標準薬：35.6%）．新薬の効果に期待をもつ医者が重症患者を標準薬に割り付けるのを恐れた結果であると考えられる．

経験的に重症度の重い患者への効果は軽症患者に比べて良くないことが知られているが，今回の試験でも表 42 に示すように治療薬に関係なく重症患者に対する効果が悪い．

そこで，重症度による交絡の可能性が高いので，「治療法 × 重症度 × 有効性」で 3 重クロス表を作ってみた（表 43）．すると，重症度の程度にかかわらず，新

表 42 重症度分類別有効率

	重症度分類		
	I,II	III,IV	計
有効性あり	69	48	117
(有効率%)	80.2	56.5	
有効性なし	17	37	54
計	86	85	171

表 43 治療法 × 重症度 × 有効性の 3 重クロス表

	重症度分類 I,II			重症度分類 III,IV		
	新薬	標準薬	新薬 − 標準薬	新薬	標準薬	新薬 − 標準薬
有効性あり	25	44		31	17	
(有効率%)	83.3	78.6	+4.7	57.4	54.8	+2.6
有効性なし	5	12		23	14	
計	30	56		54	31	

薬と標準薬の効果差は軽症患者で $83.3 - 78.6 = 4.7\%$, $57.4 - 54.8 = 2.6\%$ と新薬の有効率が一様に高いではないか！

この結果は最初の単純 2 群比較の結果とはまったく逆である．つまり，単純比較の有効率の差は，治療効果に重症度が交絡していた見かけの差であったのである．この表に交絡因子を調整した Yanagawa–Tango–Hiejima の非劣性検定を適用すると，10% は劣らないことが検証される（両側 $p < 0.05$）．このように，交絡因子の各カテゴリーごとに治療効果の差（オッズ比）を検討し，「共通に観察される有効率の差（オッズ比）」の重み付き平均に相当する統計量を計算して，検定したり信頼区間を推定する方法を「交絡因子を調整する」という (8.5 節参照)．代表的な方法として，Mantel–Haenszel の方法，ロジスティック回帰分析がある．上記の Yanagawa–Tango–Hiejima の方法は非劣性検定のための Mantel–Haenszel 型の方法といえる．

この例では割り付け違反が統計手法により救われた形となっているが，もちろんこのような結果は例外であることを肝に命ずべきである！

8.2.2 交互作用は調整できる？

ところで，表43の3重クロスに基づく有効率の差（オッズ比）が重症度によって（有意に）異なっていた場合（たとえば，軽症例では標準薬の有効率が高いが重症例では新薬の有効率が高い），治療効果と重症度との間に「交互作用(interaction)」がみられるという．交互作用の検定としてBreslow–Dayの検定，Gail–Simonの検定などが知られている．無視できない交互作用があると，もはや「調整」はできないことに注意したい．つまり，交互作用を無視して（交互作用の存在に気がつかずに）交絡因子の調整の計算を行うとその結果は明らかに誤りである．なお，交互作用の存在は，検証的臨床試験では試験の失敗にもつながる重大問題となる．しかし，探索的試験では交互作用を検討することが新薬の有効な患者特性を探索するのに重要となる．

8.2.3 頻度の比較——調査

さて次は，調査における交絡因子の調整の例を，シートベルトの安全性を死亡事故との関連で調査した表44の架空事例で解説しよう．この単純比較の結果からは，シートベルトを着用した場合の死亡率は20%であるのに対し，着用しない場合の死亡率は40%であり，シートベルトの安全性が示唆される（死亡オッズ比=0.375）．

しかし，シートベルト着用を無作為に割り付けていない（割り付けることのできない）調査であるから，シートベルトの安全性を死亡事故の頻度で評価しようと考えた調査においては，死亡事故に結びつく他の要因（交絡因子）も合わせて調査しなければならない．その結果，表45に示すようにスピード違反者

表44 シートベルトと死亡事故

	シートベルトの着用			オッズ比
	あり	なし	計	
運転者死亡数	10	20	30	
（死亡率%）	0.2	0.4		
運転者生存数	40	30	70	
死亡オッズ	$10/40=0.25$	$20/30=0.67$		$0.25/0.67=0.375$
計	50	50	100	

表 45　シートベルトと運転速度

	シートベルトの着用		
	あり	なし	計
スピード違反数	10	30	
(違反率%)	0.20	0.60	
制限速度内運転者数	40	20	
計	50	50	100

表 46　運転速度と死亡率

	運転速度			
	制限速度内	スピード違反	計	死亡オッズ比
運転者死亡数	6	24	30	
死亡率	0.1	0.6		
運転者生存数	54	16	70	
死亡オッズ	$6/54 = 0.11$	$24/16 = 1.50$		$1.50/0.11 = 13.5$
計	60	40	100	

表 47　シートベルト × 運転速度 × 死亡の有無の 3 重クロス

	制限速度内運転		スピード違反	
	シートベルト着用		シートベルト着用	
	あり	なし	あり	なし
運転者死亡数	4	2	6	18
死亡率	0.1	0.1	0.6	0.6
運転者生存数	36	18	4	12
死亡オッズ比	$(4/36) \div (2/18) = 1.0$		$(6/4) \div (18/12) = 1.0$	
計	40	20	10	30

の割合がシートベルトを着用していない運転者に多い（60% vs. 20%）ことに気がついた．スピード違反が死亡につながる危険な行為であることは常識として理解されているが，今回の調査結果にもスピード違反の死亡オッズ比=13.5（倍）と，その危険性が極めて高い（表 46）．

そこで,「シートベルトの着用 × 運転速度 × 死亡の有無」で 3 重クロスを作ってみると表 47 に示すように

1）制限速度以内ではシートベルト着用の有無にかかわらず死亡率 10%,

2）スピード違反ではシートベルト着用の有無にかかわらず死亡率 60%，とシートベルト着用の効果はゼロだったのである．もちろんこれは架空の例である．実際にはシートベルトの安全性はある程度評価されているものの，低速運転での交通事故とか超スピード違反での交通事故を考えると，シートベルトの着用の有無はほとんど死亡率に影響がないと考えるのも自然であろう．

8.2.4 平均値の比較——疫学調査

平均値の比較ではまず，疫学調査でよく行われる調査の例から解説しよう．表 48 は，ある研究者が二つの地区 A, B の食生活の違いから健康の違いを調査するために，それぞれの保健所の成人検診を受診した成人女性の検診ファイルを整理してまとめた，ある検査の基礎統計の表である．Student の t 検定で有意差（両側 $p < 0.05$）が認められ，B 地区のある検査値が有意に高いという結果を導き出した．この結果を気に入ったその研究者は，この有意な検査値の差が食生活の違いのどの要因と関連があるか，という次の調査に乗り出そうとしていた．ところが，共同研究者の保健師が他のデータをいろいろと比較している中で，表 49 に示すように B 地区に高齢者が有意に多い（両側 $p < 0.001$）という結果を見つけた．高齢になるに従ってこの検査値は上昇するのではないか？という疑問にかられて，その保健師は，図 53 に示すように x 軸に年齢，y 軸に検査値をとり二つの地区のデータを一緒に（記号は変えて）プロットした．すると，地区に関係なく年齢と検査値の関係はほぼ同じような相関の状況を示したので，地区別に回帰直線を当てはめたところほぼ同一の回帰直線

$$\text{A 地区：}\quad y = 37.8 + 3.12x$$

$$\text{B 地区：}\quad y = 37.0 + 3.04x$$

表 48 ある検査値の比較

	A 地区	B 地区
例数	32	21
平均値	172.9	204.5
標準偏差	43.0	53.2

Student's t-test: $T = 2.38 >$
両側 $t_{51}(0.05) = 2.01$

表 49 年齢の比較

	A 地区	B 地区
例数	32	21
平均値	43.3	55.1
標準偏差	7.88	9.03

Student's t-test: $T = 5.04 >$
両側 $t_{51}(0.001) = 3.49$

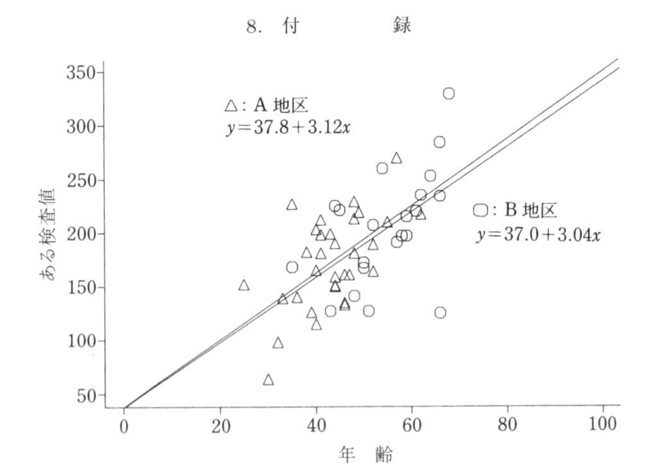

図 53　2 地区における年齢とある検査値との関連

が推定された．ここまではなんとかたどりついたものの，この結果をどう解釈すればよいかわからない！ということで筆者に相談にみえたのである．この保健師さんのセンスは実に素晴らしい．なにしろ交絡因子を検討して，重要な交絡因子である検査項目に注目したからである．

さて，「回帰直線はデータの平均値の点 $(\bar{X}, \bar{Y})$ を通る」という統計学の基礎知識があれば，

1) A 地区の回帰直線 $y = 37.8 + 3.12x$ は座標 $(\bar{X}_{\rm A}, \bar{Y}_{\rm A}) = (43.3, 172.9)$ を通る
2) B 地区の回帰直線 $y = 37.0 + 3.04x$ は座標 $(\bar{X}_{\rm B}, \bar{Y}_{\rm B}) = (55.1, 204.5)$ を通る

ことがわかり，さらに，2 地区の回帰直線はほぼ同一直線と見なせる（統計的にも確認された）ことから，年齢の違い $\bar{X}_{\rm A} - \bar{X}_{\rm B} = 11.8$ が，検査値の見かけの差 $\bar{Y}_{\rm A} - \bar{Y}_{\rm B} = 31.6$ をもたらした可能性が大きいと判断できる．なぜなら

$$\begin{aligned}\text{平均年齢の差} \times \text{回帰直線の傾き} &= 11.8 \times 3.0\,\text{前後} = 35.4\,\text{前後} \\ &= \text{ほぼ平均検査値の差}\ 31.6\end{aligned}$$

となるからである．もし，平均年齢の差がゼロであれば，この単純な計算からでも検査値の平均値の差は

$$35.4 - 31.6 = 3.8$$

と測定誤差以内の無視できる差となってしまう．この差を**調整された平均値の差**（adjusted mean difference）という．より正確には，2地区の回帰直線が同じ傾きをもつ場合の y 切片の差であり，この方法を**共分散分析**[*2)]（analysis of covariance）という．平均値の比較における交絡因子の調整によく登場する極めて重要な方法である．

8.3 非劣性の検証とは？

統計学的検定は通常「有意差検定」ともいわれるが，

1）標本数を大きくすることによって「医学的に有意でない差」を「統計学的に有意」とすることができる

2）標本数を小さくすることによって「医学的に有意な差」を「統計学的に有意でない」とすることができる

という欠点があることは意外と知られていない．したがって，検証的な研究では，研究プロトコールの中で医学的に意味のある検出したい最小の差 d を検討して，それを大きな確率で検出できる標本サイズを決めておくことが，センスある研究であることは繰り返し述べてきたところである．

さて，1980年代後半に，**臨床的同等性**（clinical equivalence）の論議が盛んになってきた背景には，標準薬と同等程度の有効性が検証できれば治験薬が認可される薬剤があり，統計学的な「有意差なし」をもって「同等」を主張し，それを認めてきたこれまでの審査体制がある．有意に優れた薬剤でなくても同程度の効果でも承認しようという基本的な目的は，治験薬には対照薬にないメリットがあって（例：対照薬は毎日3回経口投与しなければならないが治験薬は月1回の投与でいい），それが比較臨床試験では評価できない場合に，多少有効性が劣っていても患者のコンプライアンス向上のため認可することである．

すでに述べたように，統計学的に「有意差なし」は医学的に同等を意味しないのであるから，明らかに従来の方法は統計手法の誤用であった．上記の臨床的同

---

*2) 分散分析（analysis of variance）ではないことに注意．

等性の目的を満たすためには「有意性検定」とは異なる「臨床的同等性検定」，最近の用語では「**非劣性検定** (non-inferiority test)」，を適用しなければならない．

統計学のセンス No.34

非劣性検定の手順

1) Δ の設定

臨床的にこれ以上劣っては，たとえ他のメリットがあっても標準薬に代わって使用できない差 Δ を事前に慎重に設定する．言い換えれば，Δ 以内は同等と見なせる差である．

2) 検定

次の仮説を統計学的に片側有意水準 $\alpha/2$ で検定する．

$$\text{帰無仮説 } H_0 : \Delta\text{以上劣っている}$$
$$\text{対立仮説 } H_1 : \Delta\text{以上は劣らない}$$

2 値データ（比率）の場合，独立な 2 群の比較に Yanagawa–Tango–Hiejima の検定が，対応のある 2 群比較に Tango の非劣性検定が適用できる．

3) 統計的に有意な結果が出た（対立仮説が採択された）場合に，有意水準 α で同等である（Δ 以上は劣らない）ことが検証されたと解釈する（検定自体は両側有意水準 α である）．

4) 差の信頼区間も表示する．実は，2）の対立仮説は「信頼区間の下限値 $> -\Delta$」と対応している．

8.4 メタ・アナリシスとは？

メタ・アナリシス (meta-analysis) とは，ある「効果 (effect)」，または「リスク (risk)」の評価に関して，過去に独立して実施された研究の中から**併合可能** (combinable) と考えられる研究結果を統合して，後述する重み付き平均値を計算する統計的解析法である．図 54 には心筋梗塞患者の二次予防のための β

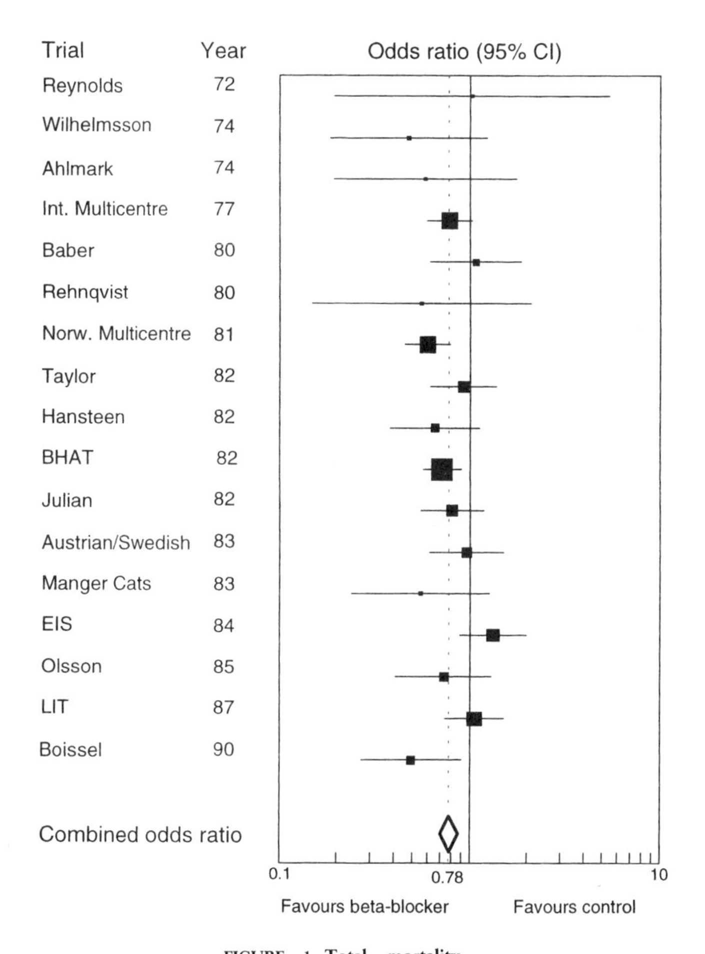

FIGURE 1. Total mortality from 17 placebo-controlled trials of β-blockers in secondary prevention after myocardial infarction. The black square and horizontal line correspond to the trials' odds ratio and 95% confidence intervals. The diamond represents the combined odds ratio with its 95% confidence interval, indicating a 22% reduction in the odds of death (Source: Egger *et al.* [7].)

図 **54** (Smith and Egger, *J Clin Epidem* **51** 289–295 1998)

ブロッカーの効果を検討した，17の臨床試験のメタ・アナリシスの例を示す．きちんとデザインされ，計画どおりに実施されたメタ・アナリシスは個々の研究結果を記述的にレビューしたり，単純に平均された推定値よりはるかに客観的で正確な効果・リスクの推定値が得られる．しかし，その実施にあたっては，「併合可能な研究群」をどう選ぶかが大問題であり，他の研究と同様に慎重な研究プロトコールを事前に作成する必要がある．そのポイントは

統計学のセンス No.35

メタ・アナリシスの手順

1）選択基準（研究の質，研究デザイン，研究規模など）の明確化
2）文献の網羅的探索（publication bias を避けるための方法を工夫する）
3）効果・リスク指標の選択
   a）計量値であれば「差とその標準偏差」
   b）2値（binary）であればオッズ比がよく利用される（効果の差（%）はあまり利用されない）．
4）併合可能性の検討
5）統計手法の選択（併合可能性の検定も含めて）
   a）母数効果モデル（fixed-effects model）：研究間の結果の差はもっぱら偶然変動であると仮定する方法で，Mantel–Haenszel の方法，Peto の方法などがある．
   b）変量効果モデル（random-effects model）：各研究結果も真値の回りで変動している確率変数であると考える方法で，DerSimonian–Laird の方法などがある．したがって，母数効果モデルより若干信頼区間の幅が広くなる．
   c）ベイズモデル（Bayesian model）：効果・リスクの大きさは一定の値ではなく，ある確率分布（事前分布）をしていると「信じる」方法で，その「信念」をデータから計算される「事後分布」で更新させる方法である．最近の流行でもある．
6）感度分析（sensitivity analysis）

図 54 を詳しくみてみよう．試験ごとに薬剤 β ブロッカーの死亡オッズ比の点推定値と 95% 信頼区間が示されている（薬剤の効果があれば死亡オッズ比が小さくなる）．信頼区間が 1.0 を含んでいればその試験での治療効果は有意でなかったことを示している．また，黒塗りの四角形の面積はメタ・アナリシスでの重みを意味し，それはだいたい，標本サイズに比例（信頼区間の幅に反比例）する．つまり，規模の小さい研究結果の重みは小さい．さて，二つの試験を除いて他の 15 の試験では治療効果は有意ではない．しかし，併合されたオッズ比は（$\diamondsuit$ で示す）$0.78(95\%CI : 0.71\sim0.87)$ であり，死亡オッズは死亡相対リスクに近似できるので $22\%(1-0.78=0.22)$ のリスク減少が期待できる，という解釈が可能である．17 すべての試験での信頼区間がこの併合オッズ比 0.78（図の点線）を含んでいるので，17 の試験はかなり同質であることを示唆している．事実，併合可能性を検定してみるとその両側 p 値 $=0.2$ で否定できない．

オッズ比の図を描くときに注意したいのは，図 54 に示しているように，対数目盛りでプロットすることである．なぜなら，二つの死亡オッズ比 $0.5=1/2.0$ と 2.0 は，効果なしの 1.0 から方向は逆であるが同じ距離にあるからであり，1.0 の軸の回りに左右対称に位置すべきであるからである．こうすることにより信頼区間も点推定の回りに対称となる．

さて，メタ・アナリシスはいくらプロトコールで条件を設定したといっても，過去に行われた研究を検討するのであるから，いろいろな意味での不安定要因が多く，条件設定の妥当性を検討することは不可能に近い．したがって，条件を変えて計算を繰り返したときに，結果がどの程度変わるかを検討しておくことは極めて重要である．これを**感度分析**という．統計手法，試験の質（例：randomization，エンドポイントの評価方法，解析方法などで総合的に判断），試験の規模などで分類して計算を繰り返すことが重要である．特に試験の規模で分類することにより，「有意な結果だけが公表された傾向があった否か」という publication bias をチェックできる可能性がある．つまり，同じ効果が推定されても規模の小さい試験では有意になりにくいのであるから，もし publication bias があれば，試験規模が小さいほど推定された効果が大きい，言い換えれば，最も大きな試験が最も小さい効果を示しているはずである．図 55 に β ブロッカーの感度分析の例を示したが，試験規模での層別解析ではやはり 100 人以上の死亡が

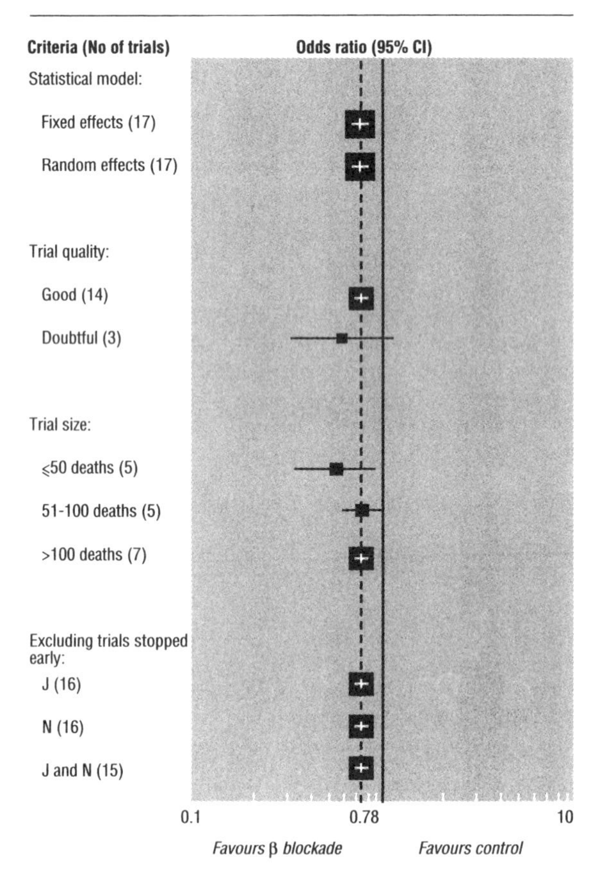

Fig 2 Sensitivity analysis of meta-analysis of β blockers in secondary prevention after myocardial infarction (see text for explanation)

図 **55** (Egger *et al*, *BMJ* **315** 1533–1537 1997)

観察された試験群で推定された効果が最も小さく，publication bias の存在が疑われる．しかし，全体的には大きな影響はないようである．

8.5 データを併合するとは？

ところで，データを併合する（combine）というとき，読者の多くは「合計」

を思い出すだろうか？　残念ながら，それは単純に合計することではなく，実は交絡因子を調整するプロセスと同じであるということをぜひ理解していただきたい．それを理解するには 8.2 節で引用した重症度で分類した分割表 (表 43, p.138) を考えてみよう．ここでは，「重症度 I,II」の結果と，「重症度 III,IV」の結果は独立して行われた二つの異なった研究と考えればよい．ともに新薬がわずかながら標準薬より有効率が大きい．この似ている結果を単純に「合計」してしまうと表 40 (p.137) の結果となり，優れていた結果が「合計という操作」により一転して「劣っている」という結果が出てしまう．この矛盾は「**Simpson** のパラドックス (Simpson's paradox)」といわれる現象であり，合計することにより期待しない結果が生まれてしまう現象である．これでは併合の意味がない．シートベルトの着用の例を考えれば，「着用してもしなくても死亡オッズに変化はない」という二つの結果が「合計の操作」により，「死亡オッズが低くなる」というバイアスのある結果が導かれてしまう．

「併合する」とは「過去の研究という交絡因子を調整した指標を計算する」という意味であり，それぞれの研究結果の指標の重み付き平均を計算する．臨床試験の例でいえば，

$$\text{重み付き平均} = (\text{重み } 1) \times 4.7 + (\text{重み } 2) \times 2.6 \quad (\text{重み } 1 + \text{重み } 2 = 1)$$

と計算するのである．単純平均は重みが等しい特別な場合である．この重みの計算方式にいろいろな方法が考えられるのである．シートベルトの例でいえば表 47 のデータで，

$$\text{重み付き平均} = (\text{重み } 1) \times 1.0 + (\text{重み } 2) \times 1.0 = 1.0 \quad (\text{重み } 1 + \text{重み } 2 = 1)$$

と，どんな重みでも併合されたオッズ比も 1.0 と変わらない．この結果はわれわれの常識に一致する．*Don't you think so ?*

8.6 診断検査のカットオフ点の決め方

定量的な検査の場合には，カットオフ点 (cut-off point) ξ を適切に定めて，たとえば，検査値 x が大きいほど疾患 D の疑いが大きいとすれば，

表 50 ある施設におけるある診断検査と標準検査（gold standard）による診断結果の 2 × 2 分類表

ある診断検査	gold standard による診断結果		計
	疾患 D	non-D	
陽性	a（TP）	b（FP）	$a+b$
陰性	c（FN）	d（TN）	$c+d$
計	$a+c$	$b+d$	n

$$
\text{検査の診断} = \begin{cases} +(\text{陽性}), & x \geq \xi \\ -(\text{陰性}), & x < \xi \end{cases}
$$

と判定することになる．100% 完全でない診断検査により被検者は

- 真陽性（TP: true positive）：正しく D と判定される
- 偽陽性（FP: false positive）：D でないのに，誤って D と判定される
- 真陰性（TN: true negative）：正しく non-D と判定される
- 偽陰性（FN: false negative）：D であるのに，誤って non-D と判定される

のいずれかに判定される．つまり，診断検査の特性はこの四つの分類確率の大きさによって決定される．その特性（性能）を評価するには，通常，疾患 D に対する「最も診断精度の高い標準検査（gold standard, reference method)」に基づく診断結果と比較することにより，表 50 が作成され，

$$
\begin{aligned}
\text{TP の確率} &= \text{感度 (sensitivity)} = a/(a+c) \\
\text{TN の確率} &= \text{特異度 (specificity)} = d/(b+d) \\
\text{FP の確率} &= 1 - \text{感度} = c/(a+c) \\
\text{FN の確率} &= 1 - \text{特異度} = b/(b+d)
\end{aligned}
$$

と推定される．これらを総合した検査特性の指標の一つとして Youden index (1950) が知られている．それは，

$$
\begin{aligned}
\text{Youden index} &= \text{感度} - (1 - \text{特異度}) \\
&= 1 - (\text{FP の確率} + \text{FN の確率})
\end{aligned}
$$

で定義される．この指標はあくまで，検査特性の指標であって，カットオフ点の推定には使用できない．しかし，Youden index を最大にする，つまり，誤診の確率（FP の確率と FN の確率の和）を最小にする点 x をカットオフ点に選ぶという，極めて不適切な方法が文献でよく見かける．

そもそも，「カットオフ点を決める」ことにより，2 種類の誤診（FP，FN）を被る受診者が生じる．したがって，少なくとも，誤診を被る受診者全員の期待損失を最小にするようにカットオフ点を決める必要がある．その計算には

$$q = \frac{\text{FN による一人あたりの期待損失}}{\text{FP による一人あたりの期待損失}}$$
$$p = \text{疾患 D の有症率 (prevalence)}$$

のデータが必要となる（丹後，1986; 2016）．一般には，FN のほうが FP より「損失」が大きいが，FN，FP，それぞれの場合に被る損失を具体例で考えてみると，たとえば，

1) FN の場合，病気が進行してしまい，後日陽性と診断されたときは重症化し，QOL の悪化，寿命が短くなる，などの損失
2) FP の場合，精神的なダメージ，無駄な検査，薬剤治療，もしくは，不要な手術，などの損失

これらを総合して，FN は FP の何倍の損失が期待されるか，を検討することになる．具体的には，疾患 D の患者の検査値 x の分布（確率密度関数）を $f(x)$，疾患 D でない患者の分布を $g(x)$ とすると，カットオフ点 ξ は，$f(x)$ の q 倍の分布 $qf(x)$ と，$g(x)$ の $(1-p)/p$ 倍の分布 $g(x)(1-p)/p$ の交点で与えられる．すなわち，

$$qf(x) = \frac{1-p}{p}g(x)$$

の方程式の解となる．

たとえば，Murphy and Abbey (1967) は，男性の冠動脈疾患 D に対する診断検査「リポ蛋白（$S_{0f0\sim12}$ lipoprotein）」のカットオフ点の推定を試みている．期待損失比は $q=3$，有症率は $p=1/11$，と仮定し，冠動脈疾患 D の集団のリポ蛋白の分布は対数正規分布 $LN(5.90, 0.254^2)$（対数変換後の平均値 5.90，標準偏差 0.254），冠動脈疾患 D 以外の集団の分布は平均値 290，標準偏差 52 の

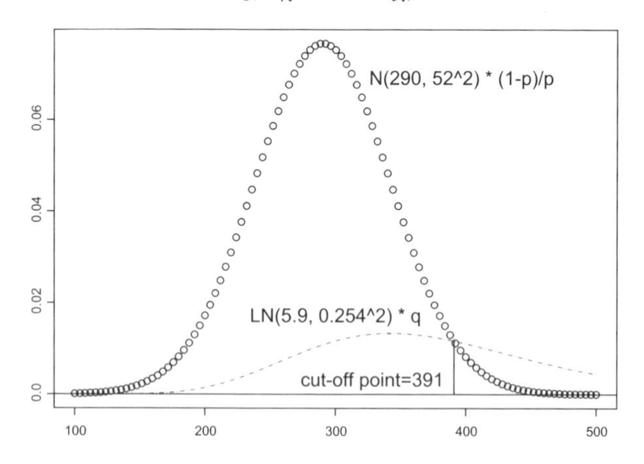

図 **56**　男性の冠動脈疾患 D に対する診断検査「リポ蛋白（$S_{0f0\sim12}$ lipoprotein)」のカットオフ点の推定（Murphy and Abbey, 1967）

正規分布 $N(290, 52^2)$ を仮定している．図 56 に示すように，カットオフ点は二つの分布の交点から 391 と推定される．この例はパラメトリックな分布を仮定した場合であるが，過去の受診データベースを利用して作成されるヒストグラムからも簡単にカットオフ点が推定できる．詳細は丹後 (1986) を参照のこと．

ちなみに，**FN** と **FP** の期待損失が同じ（$q = 1$）で，疾患 **D** の有症率が **50%**（$p = 0.5$）を仮定すると，カットオフ点は $f(x)$ と $g(x)$ の交点，つまり，**Youden index** の最大化で計算されたカットオフ点に一致する．しかし，この仮定は非現実的であることは言うまでもない．

今後，診断検査の評価においても費用対効果分析 (cost–effectiveness analysis) のアプローチが適用され，適切なカットオフ点の設定が望まれる．

8.7　統計手法の引用文献

本書で紹介してきた代表的な統計手法の詳細を知りたい読者のために，また，研究論文の reference のリストに入れる場合に参考にできるように引用（参考）文献のリストを掲載した．記号「$\Longrightarrow$」の次の番号が巻末文献リストの文献番号である．当然のことであるが，研究論文では，利用した統計ソフト（version no. も）を必ず引用することが常識となっている．また，最近提案された統計技法は専門雑誌からの引用文献としたため初心者には難しいかもしれない．その場合は，近くの医学統計学の専門家に相談されたい．

① Student の t 検定（Student's t-test）$\Longrightarrow$ 4,10,15,18,19
② Student の対応のある t 検定（Student's paired t-test）$\Longrightarrow$ 4,10,15,18,19
③ Wilcoxon の順位和検定（Wilcoxon rank sum test），Mann–Whitney 検定（Mann–Whitney U-test）$\Longrightarrow$ 4,10,15,18,19
④ Wilcoxon の符合付き順位和検定（Wilcoxon signed rank test）$\Longrightarrow$ 4,10,15,18,19
⑤ Kruskal–Wallis の順位和検定（Kruskal–Wallis rank sum test）$\Longrightarrow$ 4,10,15,18,19
⑥ Pearson の相関係数（いわゆる相関係数）$\Longrightarrow$ 4,10,15,18,19
⑦ Spearman の順位相関係数 $\Longrightarrow$ 4,10,15,18,19
⑧ Kendall の順位相関係数 $\Longrightarrow$ 10,18,19
⑨ χ^2 検定 $\Longrightarrow$ 4,10,15,18,19
⑩ Fisher の正確な検定（Fisher's exact test）$\Longrightarrow$ 4,10,15,18,19
⑪ McNemar の検定 $\Longrightarrow$ 4,10,15,18,19
⑫ Cohen の一致係数 κ（κ-coefficient）$\Longrightarrow$ 10,18,19
⑬ Jonckheere の順位和検定（Jonckheere's rank sum test）$\Longrightarrow$ 10,15
⑭ Cochran–Armitage の傾向性検定（Cochran-Armitage's trend test）$\Longrightarrow$ 8,10,15,18,19
⑮ Mantel–Haenszel の検定（Mantel–Haenszel test）$\Longrightarrow$ 8,10,15,18,19
⑯ Breslow–Day の検定（交互作用）$\Longrightarrow$ 7,10,18,19
⑰ Gail–Simon の検定（交互作用）$\Longrightarrow$ 31
⑱ Peto の検定（メタ・アナリシス）$\Longrightarrow$ 7
⑲ DerSimonian–Laired の検定（メタ・アナリシス）$\Longrightarrow$ 7
⑳ 拡張 Mantel 検定（Mantel-extension test）$\Longrightarrow$ 10,15,18,19
㉑ log-rank 検定（イベント発生までの生存時間の比較）$\Longrightarrow$ 8,10,15,18,19,28,29
㉒ Gray の検定（競合リスクの場合）$\Longrightarrow$ 26,29

㉓ Kaplan–Meier の推定（生存率曲線の推定）⟹ 8,10,15,18,19

㉔ Yanagawa–Tango–Hiejima の非劣性検定（独立な比率の差）⟹ 8,10,15, 42

㉕ Tango の非劣性検定（対応のある比率の差）⟹ 8,36

㉖ Saeki–Tango の非劣性検定（評価者が複数の場合）⟹ 8,34

㉗ Tango の方法（反応プロファイルの分類）⟹ 5,6,10,37,38

㉘ Cox 比例ハザードモデル（Cox proportional hazard model）⟹ 10,11, 15,18,19

㉙ 分散分析（analysis of variacne）⟹ 4,10,15,16,18,19

㉚ 多重比較（multiple comparison procedure）⟹ 4,10,14,15,16,18,19,31

㉛ 共分散分析（analysis of covariance）⟹ 8,10,12,15,18,19,31

㉜ 重回帰分析（multiple regression analysis）⟹ 10,12,15,18,19

㉝ ロジスティック回帰分析（logistic regression analysis）⟹ 6,8,9,10,11, 12,15,18,19,31

㉞ クラスター無作為化試験 ⟹ 8,10,20,23,27

㉟ クラスター内相関 ⟹ 8,10,20,23,27

㊱ 経時的繰り返しデータの線形混合効果モデル ⟹ 6,8,19,38

㊲ 感度，特異度，検査診断 ⟹ 4,7,10,18,19

㊳ カットオフ点の推定 ⟹ 4,7,10,30

㊴ 競合リスクの推定 ⟹ 10,26,29

㊵ 標本サイズの計算 ⟹ 6,8,10,15,18,19,28,29,31,38

㊶ メタ・アナリシス ⟹ 7,10,19,24,35

㊷ サンプリング調査 ⟹ 3,10

㊸ ベイズモデル ⟹ 9

文　献

1) インフルエンザ流行防止に関する研究班．インフルエンザ流行防止に関する研究．昭和61年度厚生科学研究費補助金報告書，1987.
2) 柏木征三郎，他．感染症学雑誌，2000; **74**: 1044–1061.
3) 杉山明子編著．社会調査の基本，朝倉書店，2011.
4) 丹後俊郎．臨床検査への統計学，統計ライブラリー，朝倉書店，1986.
5) 丹後俊郎．医学データ—デザインから統計モデルまで，データサイエンスシリーズ 10，共立出版，2002.
6) 丹後俊郎．経時的繰り返し測定デザイン—治療効果を評価する混合効果モデルとその周辺—，医学統計学シリーズ 10，朝倉書店，2015.
7) 丹後俊郎．新版メタ・アナリシス入門—エビデンスの統合をめざす統計手法—，医学統計学シリーズ 4，朝倉書店，2016.
8) 丹後俊郎．新版無作為化比較試験，医学統計学シリーズ 5，朝倉書店，2018.
9) 丹後俊郎，Taeko Becque. ベイジアン統計解析の実際—WinBUGS を利用して—，医学統計学シリーズ 9，朝倉書店，2011.
10) 丹後俊郎，松井茂之編．新版医学統計学ハンドブック，朝倉書店，2018.
11) 丹後俊郎，山岡和枝，高木晴良．新版ロジスティック回帰分析—SAS を利用した統計解析の実際—，統計ライブラリー，朝倉書店，2013.
12) 山岡和枝，安達美佐，渡辺満利子，丹後俊郎．ライフスタイル改善の実践と評価—生活習慣病発症・重症化の予防に向けて—，統計ライブラリー，朝倉書店，2015.
13) 丹後俊郎，里見　宏，山岡和枝，母里敬子．インフルエンザ予防接種の効果について—見かけの効果の検出．日本公衆衛生雑誌，1990; **37**: 967–978.
14) 永田　靖，吉田道弘．統計的多重比較法の基礎，サイエンティスト社，1997.
15) 古川俊之監修，丹後俊郎著．医学への統計学 第3版，統計ライブラリー，朝倉書店，2013.
16) 三輪哲久．実験計画法と分散分析，統計解析スタンダード，朝倉書店，2015.
17) D'Agostino Jr. RB. Tutorial in biostatistics: Propensity score methods for bias reduction in the comparison of a treatment to a non-randomized control group. *Stat Med*, 1998; **17**: 2265–2281.
18) Altman DG. *Practical Statistics for Medical Research*, Chapman & Hall, London, 1991.
19) Armitage P, Berry G and Matthews JNS. *Statistical Methods in Medical Research*, 4th edn, Blackwell, Oxford, 2002.
20) Adachi M, Yamaoka K, Watanabe M, Nishikawa M, Kobayashi I, Hida E and Tango T. Effects of lifestyle education program for type 2 diabetes patients in clinics: A cluster randomized controlled trial. *BMC Public Health*, 2013; **13**: 467.
21) Berkson J. Limitations of the application of fourfold table analysis to hospital data. *Biometrics Bulletin*, 1946; **2**: 47–53.
22) De Lorgeril M. Commentary on the clinical management of metabolic syndrome: Why a healthy lifestyle is important. *BMC Medicine*, 2012; **10**: 139.
23) Donner A and Klar N. *Design and Analysis of Cluster Randomization Trials in*

Health Research, Arnold, London, 2000.

24) Egger M, Smith GD and Phillips AN. Meta-analysis—Principles and procedures. *Br Med J*, 1997; **315**: 1533–1537.

25) Glantz SA. *Primer of Biostatistics*, 3rd ed, McGraw-Hill, New York, 1992.

26) Gray RJ. A class of k-sample tests for comparing the cumulative incidence of a competing risk. *Ann Stat*, 1998; **16**: 1141–1154.

27) Hayes RJ and Moulton LH. *Cluster Randomized Trials*, Chapman & Hall/CRC, New York, 2009.

28) Machin D and Chambell MJ. *Statistical Tables for the Design of Clinical Trials*, Blackwell, Oxford, 1987.

29) Marubini E and Valsecchi MG. *Survival Data for Clinical Trials and Observational Studies*, John Wiley & Sons, Chichester, 1995.

30) Murphy EA and Abbey H. The normal range: A common misuse. *J Chronic Dis*, 1967; **20**: 79–88.

31) Pocock SJ. *Clinical Trials — A Practical Approach*, John Wiley & Sons, New York, 1983.

32) Rao CR. *Statistics and Truth: Putting Chance to Work*, International cooperative publishing house; Fairland, Maryland, 1989.

33) Rothman KJ, Greenland S and Lash TL. *Modern Epidemiology*, 3rd ed, Wolters Kluwer, New York, 2008.

34) Saeki H and Tango T. Non-inferiority test and confidence interval for the difference in correlated proportions in diagnostic procedures based on multiple raters. *Stat Med*, 2011; **30**: 3313–3327.

35) Smith GD and Egger M. Incommunicable knowledge? interpreting and applying the results of clinical trials and meta-analyses. *J Clin Epidemiol*, 1998; **51**: 289–295.

36) Tango T. Equivalence test and confidence interval for the difference in proportions for the paired-sample design. *Stat Med*, 1998; **17**: 891–908.

37) Tango T. A mixture model to classify individual profiles of repeated measurements. in *Data Science, Classification and Related Methods* (eds by Hayashi C et al), Springer-Verlag, Tokyo, 247–254, 1998.

38) Tango T. *Repeated Measures Design with Generalized Linear Mixed Models for Randomized Controlled Trials*. Chapman & Hall/CRC, New York, 2017.

39) Taubes G. Special news report: Epidmiology faces its limits. *Science*, 1995; **269**: 164–169.

40) Tippett LHC. *Random Sampling Numbers*. Tracts for computers. No.15 Ed. ES Pearson, Cambridge University Press, London, 1927.

41) Yamaoka K and Tango T. Effects of lifestyle modification on metabolic syndrome: A systematic review and meta-analysis. *BMC Medicine*, 2012; **10**: 138.

42) Yanagawa T, Tango T and Hiejima Y. Mantel–Haenszel type tests for testing equivalence, or more equivalence in comparative clinical trials. *Biometrics*, 1994; **50**: 859–864.

43) Youden, WJ. Index for rating diagnostik tests. *Cancer*, 1950; **3**: 32–35.

「統計学のセンス」一覧

1　無作為抽出法　10
2　95%信頼区間とは　12
3　統計学的検定とは　14
4　ノンパラメトリック検定　16
5　標本の大きさの見積もり　17
6　比較する群の標本の大きさを等しくする　18
7　データを見る目　23
8　実験デザイン　24
9　比較可能性，内的妥当性　24
10　患者特性間の相関に注意　25
11　無作為割り付け　27
12　層別無作為化法　28
13　最小化法　28
14　無作為化比較試験には倫理上の制約はない　31
15　受診率が異なる！　35
16　一般可能性，外的妥当性　43
17　交絡因子の調整　49
18　センスの良いデザインとは　59
19　平均値 ± 標準誤差の条件　63
20　パーセンタイルでの要約　63
21　前向きの表現を工夫　66
22　前向き研究での比較指標　67
23　後ろ向き研究での比較指標　68
24　Statistical Analysis Section　69
25　多群比較の基本的手順　76
26　最初から t 検定などで 2 群比較を繰り返さない　79
27　薬剤投与量と用量反応関係解析の基本　81
28　経過観察の研究デザインの基本　87
29　平均値を結ぶ平均反応プロファイルはその群を代表する反応プロファイルとは限らない　90
30　多群比較の基本的手順　108
31　用量反応関係の解析法　108
32　イベント発生までの時間の解析法　118
33　リスク減少率　124
34　非劣性検定の手順　144
35　メタ・アナリシスの手順　146

略　語　一　覧

Ab　　　：antibody（抗体）
ALT　　：alanine aminotransaminase（アラニンアミノ基転移酵素）←GPT
APACHE：acute physiology and chronic health evaluation（重症度評価と予後予測）
AR　　 ：attributable risk（寄与リスク）
ASC　　：atypical squamous cells（扁平上皮細胞）
AST　　：aspartate aminotransaminase（アスパラギン酸アミノ基転移酵素）←GOT
AUC　　：area under the curve（曲線下面積）
BUN　　：blood urea nitrogen（血中尿素窒素）
CD　　 ：cluster of differentiation（分化抗原群）
CH　　 ：chronic hepatitis（慢性肝炎）
CHF　　：chronic heart failure（うっ血性心不全）
CI　　 ：confidence interval（信頼区間）
CR　　 ：complete responder（完全応答者）
GOT　　：glutamic oxalacetic transaminase（グルタミン酸オキサロ酢酸基転移酵素）
GPT　　：glutamic pyruvic transaminase（グルタミン酸ピルビン酸基転移酵素）
HBe　　：hepatitis B envelope（B 型肝炎）
HCC　　：hepatocellular carcinoma（肝細胞がん）
HCV　　：hepatitis C virus（C 型肝炎ウィルス）
HDL　　：high density lipoprotein（高比重リポタンパク）
HLA　　：human leukocyte antigen（ヒト白血球抗原）
HUS　　：hemolytic uremic syndrome（溶血性尿毒症症候群）
ICC　　：intra-cluster correlation（クラスター内相関）
IGBR　 ：integrated gallbladder emptying response（統合された胆嚢排出応答）
LC　　 ：liver cirrhosis（肝硬変）
LDL　　：low density lipoprotein（低比重リポタンパク）
MIP　　：minimum intensity projections（最小強度投影）
NNT　　：number needed to treat（治療に必要な患者数）
N.S.　　：not significant（有意ではない）
OR　　 ：odds ratio（オッズ比）
PG　　 ：pepsinogen（ペプシノゲン）
PH　　 ：past history（過去の病歴）
PR　　 ：poor responder（不完全応答者）
RAST　 ：radioallergosorbent test（放射性アレルゲン吸着検査）
RCT　　：randomized controlled trials（無作為化比較試験）
RD　　 ：risk difference（リスク差）
RHV　　：right hepatic vein（右肝静脈）
RNA　　：ribonucleic acid（リボ核酸）
RR　　 ：relative risk（相対リスク）
RVH　　：right ventricular hypertroghy（右室肥大）
SD　　 ：standard deviation（標準偏差）
S.E.　　：standard error（標準誤差）
TG　　 ：triglyceride（中性脂肪）
VEGF　 ：vascular endothelial growth factor（血管内皮細胞増殖因子）

索　　引

A

accuracy 113
adjust 49
adjusted mean difference 143
adjusted odds ratio 69, 109
analysis of covariance 27, 94, 143
analysis of variance 24
association 47
attributable risk 45

B

Bayesian model 146
Berkson's bias 35, 37, 65
bias 11
block size 132
Bonferroni の方法 79, 88
box-whisker plot 64
Breslow–Day の検定 139

C

case-control study 45
censored data 117
clinical equivalence 143
closed cohort 45
cluster 32
cluster randomized trial 32
Cochran–Armitage 検定 109
Cohen の一致係数 κ 113
cohort 45
cohort study 45
combinable 144
combine 148
comparability 24
competing risk 129
confidence interval 12
confounders 22
confounding bias 27
confounding factor 22, 27, 136
cost–effectiveness analysis 152
Cox 比例ハザードモデル 118
Cronbach の α 係数 115
cross sectional study 45
crude odds ratio 68, 109
cut-off point 149

D

death rate 102
DerSimonian–Laird の方法 146
design of experiment 24
disease-free 119
disease-free interval 119, 129
dose–response 58
double blinded 57

Dunnett の多重比較検定 81
Dunnett の方法 79

E

effect size 17, 19
epidemiological study 44
exact conditional logistic regression 111
experimental study 22
external validity 43

F

false negative 150
false positive 150
Fisher の正確な検定 103, 108
Fisher's exact test 103
fixed-effects model 146
frequency 102

G

Gail–Simon の検定 139
generalizability 43
gold standard 150
Gray の検定 127, 129

I

ICC 34
incidence rate 103
information bias 47, 51
informative censoring 118
interaction 139
internal validity 24
interviewer bias 52
inter-rater agreement 113
intra-cluster correlation 34

J

Jonckheere の順位和検定 81, 86

K

Kaplan–Meier 法 117, 118
kappa coefficient 113
Kendall の順位相関係数 86
Kruskal–Wallis の順位和検定 77, 83

L

linear mixed-effects model 35, 97
logistic regression analysis 27
log-rank 検定 118
lost to follow-up 46

M

Mann–Whitney U-test 15, 74
Mantel-extension 109
Mantel–Haenszel の方法 28
matched case-control study 55
McNemar の検定 105
mean change from baseline 93
mean percent change from baseline 93
mean response profile 90
measurement errors 52
media bias 53
meta-analysis 22, 43, 54, 144
minimization 28, 123, 135
Monte Carlo simulation 5
multiple comparison method 79

N

NNT 126
nonparametric test 15
non-inferiority 106
non-inferiority test 144
non-informative censoring 118
non-response 51
No. of patients at risk 118

O

observational study　22, 45
odds ratio　46, 68
one way layout analysis of variance　76
open cohort　45
overstratification　134

P

p 値　14
paired t-test　74
parametric test　15
percentage　102
percentile　63
person–time　103
population　10
prevalence　102
pre-post デザイン　98
primary endpoint　69
propensity　55
propensity score　55
proportion　102
proportion difference　67
proportion ratio　67
prospective study　42, 43, 45
publication bias　31, 54, 147
p-value　14

R

random　2, 10
randomization　2, 10
randomized controlled trial　2, 28
randomness　2
random allocation　2
random assignment　22, 56
random error　2
random number　2
random permuted blocks　132
random sampling　2, 10
random-effects　97
random-effects model　146
rate　102
RCT　28
recall bias　52
reference laboratory　115
reference method　150
relative risk　45, 119
reproducibility　113
retrospective study　43, 46
risk difference　45
risk ratio　45
risk reduction　124

S

Saeki–Tango の非劣性検定　116
sample　10
sample size　16
sampling error　10
selection bias　36, 42, 47
sensitive questions　9
sensitivity　103, 150
sensitivity analysis　146
simple randomization　131
Simpson のパラドックス　149
Simpson's paradox　149
Spearman の順位相関係数　86
specificity　105, 150
standard error（$S.E.$）of mean　12
$S:T$ デザイン　99
stratified randomization　28, 133
Student の t 検定　13, 18
Student's t-test　74
study center variability　133
study population　10
summary measure　90
survey　47
survival curve　117

T

t 検定　74, 77, 81
Tango の非劣性検定　107, 144
Tango の方法　100
target population　10
test for trend　108
true negative　150
true positive　150
Tukey の方法　79
two-way layout analysis of variance　79

U

unbiasedness　11
unobserved covariates　56

W

weighted kappa　113
Wilcoxon の順位和検定　15, 74, 81, 83, 87, 96, 105
Wilcoxon の符号付き順位検定　74
Wilcoxon rank sum test　15
Wilcoxon signed rank test　74

Y

Yanagawa–Tango–Hiejima の検定　144
Yanagawa–Tango–Hiejima の非劣性検定　106, 138
Yates の連続修正項　103
Youden index　150

あ 行

一元配置分散分析　76
1：1 デザイン　98
一様乱数　2
一致性　113
一般化可能性　43
後ろ向き研究　43, 46, 68
打ち切りデータ　117

疫学研究　44

横断研究　45
オッズ　46
オッズ比　46, 68
オープンコホート研究　45
重み付き一致係数 κ_w　113

か 行

外的妥当性　43
回答拒否　51
χ^2 検定　103, 108
拡張 Mantel 法　109
確率化　10
過剰層別　134
偏り　11
カットオフ点　149
観察する研究　45
観察的研究　22
観測されていない予後因子　56
感度　103, 150
感度分析　146, 147
関連性　47

偽陰性　150
偽陽性　150
競合リスク　127
共分散分析　27, 143
寄与リスク　45

偶然誤差　2
クラスター　32
クラスター内相関　34
クラスター無作為化試験　32
クローズドコホート研究　45

傾向スコア　55
傾向性検定　108

ケースコントロール研究　45
研究プロトコール　56
検出力　17
検定の多重性　87

効果の大きさ　17, 19
交互作用　139
公表バイアス　31, 54
交絡因子　22, 27, 136
——によるバイアス　27
——の調整　49, 136
好み，癖，傾向　55
コホート研究　45

さ　行

サーベイ　47
再現性　113
最小化法　28, 123, 135
サンプリング誤差　10

施設間差　133
実験計画法　24
実験的研究　22
死亡率　102
主要評価項目　69
真陰性　150
真陽性　150
信頼区間　12

正確性　113
正規乱数　2
生存時間　117
——の中央値　123
生存率　117
生存率曲線　117
線形混合効果モデル　35, 97
選択バイアス　36

相対リスク　45, 119
層別無作為化法　28, 133
粗オッズ比　68, 109

た　行

対応のある t 検定　74
多群比較　76
多重比較法　79
単純無作為化法　131

置換ブロック法　132
調整　49
——された平均値　143
調整済みオッズ比　69, 109

追跡不能者　46

データを併合する　148

統計学的検定とは　14
特異度　105, 150

な　行

内的妥当性　24

二元配置分散分析　79
二重盲検　57

ノンパラメトリック検定　15

は　行

バイアス　11
箱ひげ図　64
パーセンタイル　63
発症率　103
発生率　103
パラメトリック検定　15
反応プロファイル　99
——を分類する方法　100

比較可能性　24
ビッグデータ解析　41

人時間 103
費用対効果分析 152
標本 10
——の大きさ 16
比例ハザード性 118
非劣性検定 106, 144
頻度 102

不偏性 11
ブロックサイズ 132
分散分析 24

平均値の差の標準誤差 14
平均値の標準誤差 12
平均反応プロファイル 90
平均変化率 93
平均変化量 93
併合可能 144
併合可能性 147
ベイズモデル 146
変量効果 97
変量効果モデル 146

母集団 10
母数効果モデル 146

ま 行

前向き研究 42, 45, 64, 67
マッチドケースコントロール 55

無作為化 10
無作為化比較試験 28
無作為抽出 10
無作為抽出法 10
無作為に 10
——割り付ける 56
無作為割り付け 22, 27, 131
無症候 119
無症候期間 119, 129

メタ・アナリシス 22, 43, 54, 144
——の手順 146

モンテカルロ・シミュレーション 5

や 行

有意水準 17
有効率 102
有病率 102

要約指標 90
用量反応 58, 81, 108

ら 行

乱数 2

罹患率 103
リスク減少率 124
リスク差 45
リスク比 45
リスク評価 44
リファレンスラボ 115
臨床的同等性 143

ロジスティック回帰分析 27, 109

わ 行

割合の差 67
割合の比 67

著者略歴

丹後俊郎（たんごとしろう）

1950年　北海道に生まれる
1975年　東京工業大学大学院理工学研究科修了
　　　　国立保健医療科学院・技術評価部部長を経て
現　在　医学統計学研究センター長
　　　　医学博士

医学統計学シリーズ 1
新版 統計学のセンス
デザインする視点・データを見る目　　定価はカバーに表示

1998年10月20日　初版第1刷
2016年 7月20日　　　第14刷
2018年10月30日　新版第1刷
2023年 3月15日　　　第6刷

著　者　丹　後　俊　郎
発行者　朝　倉　誠　造
発行所　株式会社　朝　倉　書　店
東京都新宿区新小川町6-29
郵便番号　162-8707
電　話　03(3260) 0141
FAX　03(3260) 0180
https://www.asakura.co.jp

〈検印省略〉

ISBN 978-4-254-12882-6　C 3341